板橋中央総合病院
塚本雄介＝著

腎機能が低下したときにすぐ読む本

（すべての生活習慣病患者は「慢性腎臓病CKD予備軍」）

しっかりわかる
新しい医療

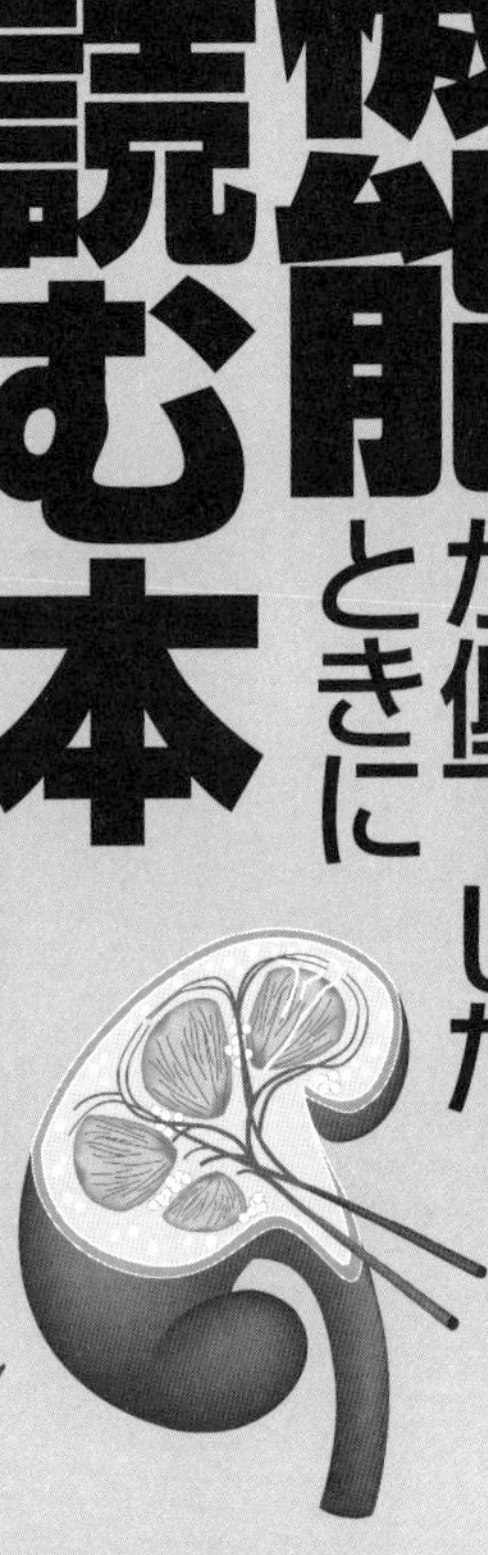

技術評論社

まえがき

本書に述べる医学的な内容は、出来うる限り科学的な根拠に基づいています。ただし、40年間の腎臓専門医としての診療経験と国際腎臓病ガイドライン機構で働く過程で、世界中のエキスパート医師との交流によって培われたノウハウに基づいて必要不必要の選択、およびその表現の選択を、私独自のものとして行っています。

ここで推奨する内容は、まず「国際腎臓病ガイドライン機構ＫＤＩＧＯ（ケーディィーゴ）」が発表している診療ガイドラインを第一として、そして日本人固有の問題に関しては日本腎臓学会および日本透析医学会によるガイドラインの推奨に準拠しています。ただし、それらにまだ記述がない推奨事項においては、その根拠となった一流の医学雑誌の科学論文にもとづきその引用元を明らかにしました。

この本を読むにあたって、ひとつ気をつけていただきたいのは、ここで述べている推奨のすべては必ずしも誰にでもあてはまるとはいえないということです。たとえば、「喫煙が健康を害する」というのは万人にあてはまるだけの科学的根拠に基づいています。一方、「悪玉ＬＤＬコレステロールを１２０mg／dL未満にしなさい」というのは必ずしも万人にはあてはまらないのです。

個人個人の遺伝子や生活環境によって、病気の進み方、薬の効き方や表れやすい副作用も変わってきます。治療というのは、それにともなうリスクと利益を常に念頭において選択する必要があります。

このことを理解していただいたうえで、みなさまがご自分に最適なライフスタイルの改善や治療を発見できる一助に、本書がなることを願っています。

CONTENTS

腎機能が低下したときにすぐ読む本
すべての生活習慣病患者は「慢性腎臓病ＣＫＤ予備軍」

目次

第1章 CKDとはどういう病気なのか

第2章 腎機能を守るCKDの治療

第3章 それでも、透析が必要になったら

第4章 CKD治療に役立つデータブック

第5章 血圧・塩分摂取を管理する！便利なスマホアプリの使い方

序章

CKDは21世紀の新たな国民病

prologue

1

増え続けるCKD患者数

日本人の8人に1人はCKD、とても身近な病気です

最近、テレビや新聞などで目にするようになった「CKD」という病気をご存知ですか。これは「慢性腎臓病（英語で慢性という意味の Chronic に腎臓病という意味の Kidney Disease を組み合わせた造語）」を意味する世界で統一した略語で、3カ月以上続いて慢性化する数多くの腎臓病を総称したものです。簡単にいうと、腎臓の働きが健康な人の6割以下に低下した状態、あるいは働きは低下していなくてもたんぱく尿や血尿など腎臓に何らかの異常がある状態を示しています。

日本のCKD患者数は推定で1330万人とされ、これは20歳以上の成人の8人に1人にあたります。友人知人の顔を頭の中に思い浮かべてみれば、1人か2人はCKDになった人がいるくらい、とても身近な病気です。この頻度は年齢が高くなるほど加速度的に増加し、70歳以上になるとなんと3人に1人まで増加します。

腎臓の病気にはさまざまな種類があり、原因や病状、治療方法はそれぞれ異なります。しかし、どの腎臓病でも、進行すると重い症状や合併症をともない、しだいに腎臓の機能が失われていきます。CKDが進行することによって怖いのは、腎臓の働きが失われて「尿毒症」を発症することです。こうなると、命を保つには透析療法や腎移植にたよらざるをえなくなります。こうした治療が必要になった段階を「末期腎不全」と呼んでいます。

日本で透析療法を受けている患者さんは、約

31万人。毎年約3万8000人が新たに透析療法を導入しています。以前は、いったん腎臓が悪くなるとしだいに悪化して透析療法はさけられないと考えられていました。しかし最近は、治療の進歩によって、腎臓の異常を早期に発見して治療を開始すれば、腎臓の機能を回復させることができるようになってきました。また、ある程度CKDが進行していても、適切な治療を受けて生活習慣を改善することで、透析生活にならなくてもすむようになってきました。

腎臓の病気になったからといって、悲観的になることはありません。早期の段階からCKDのステージに応じた治療に取り組めば、病気の進行を防いで腎臓の機能を保ち、健康な人と同じように生活することが可能です。CKDという病気のことをよく知って、腎臓病を悪化させない対策を日常生活に取り入れていきましょう。

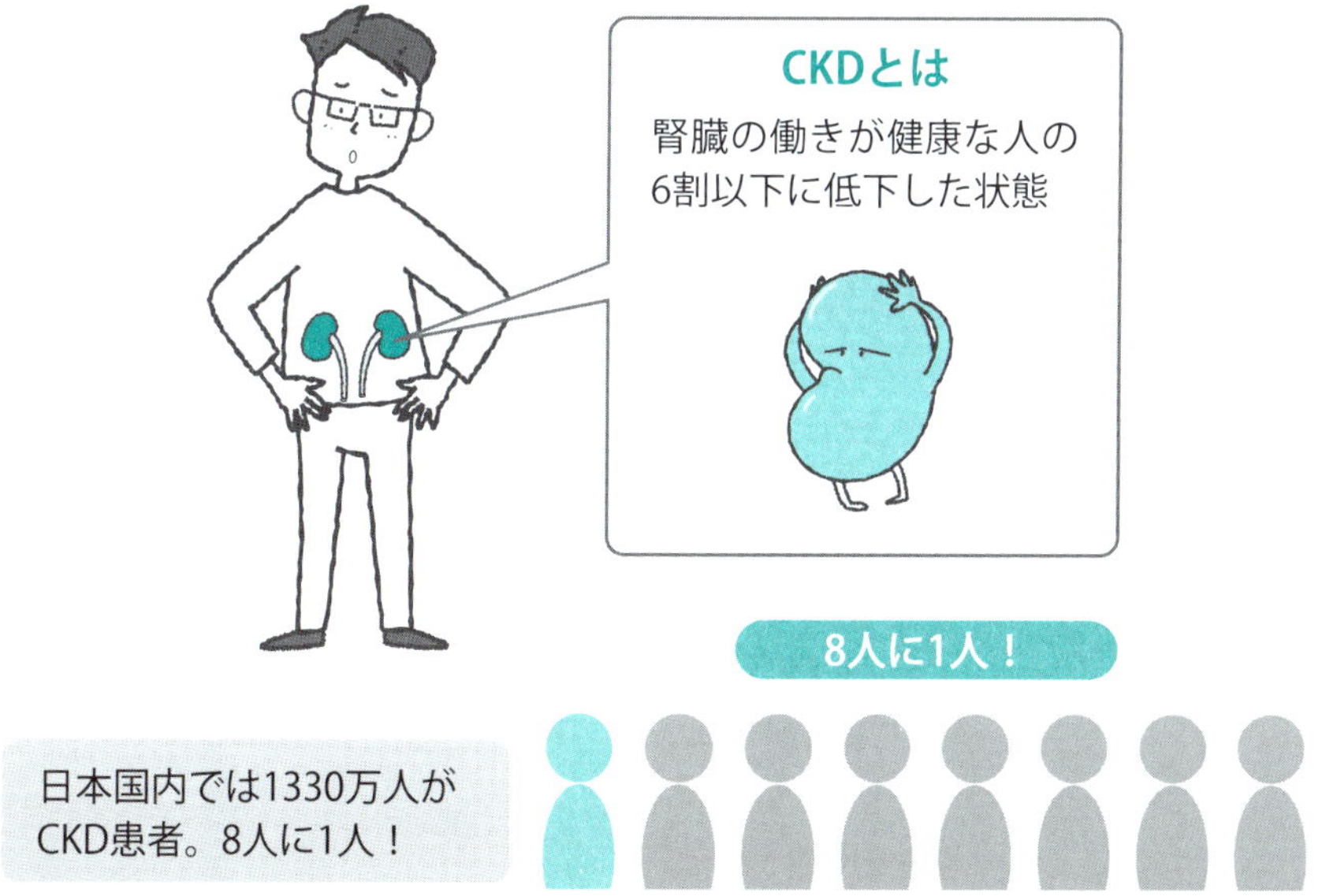
CKDとは
腎臓の働きが健康な人の
6割以下に低下した状態
8人に1人！
日本国内では1330万人が
CKD患者。8人に1人！

2

世界の患者数

先進国では透析患者の増加に歯止めがかからない

日本に限らず世界の先進国では、末期腎不全による透析患者数は増加の一途をたどっています。どのようなペースで増えているのか、透析患者数の推移をみてみましょう。

日本では、１９８０年の透析患者は３・６万人でしたが、90年には10万人の大台に乗り、２０００年には20万人、２０１０年には30万人に増えています。１９８０年と２０１０年を比べてみると、８倍に増加しています。

米国でも、透析患者数は増え続けています。80年の透析患者は５・３万人でしたが、90年には13万人、２０００年には28万人、２０１０年には54万人と、30年間で10倍に増えています。

世界全体をみると、80年には15・８万人でしたが、90年には倍以上の42万人、２０００年にはまたその倍以上の１０６万人と増えています。２０１０年は２０９万人で、30年間で13倍に増加しています。

世界的に透析患者数は増え続けていますが、２０１２年の統計（US Renal Data System 2014報告）でみると、世界でもっとも透析患者数が多いのは米国の62万１３６人、第２位は日本の30万１５４５人、３位のブラジルは14万３４９７人ですから、日米が３位以下を大きく離していることがわかります。

もちろんこの順位は、国別の人口に大きく影響されています。人口１００万人あたりでみると、世界１位の座はお隣の台湾（２９００人）に辛くもゆずってはいますが、日本（２３６５人）は米国（１９７６人）を抜いて第2位と決して誇ることのできない状態になっています。

ＣＫＤが進行すると、心筋梗塞や心不全、脳卒中などの「心血管疾患（cardiovascular disease：CVD）」になりやすいことがわかっています。ＣＫＤの病状が進むほど、こういった心血管疾患の発症率は高くなります。そしてその数は末期腎不全になる頻度をはるかに超えており、透析療法を必要とする状態になる前にＣＶＤで死亡する危険性が大変高くなることが、ＣＫＤのとても危険な側面を表しています。

また、ＣＫＤはほかの生活習慣病とお互いに影響を及ぼしあう関係にあります。つまり、高血圧、糖尿病、そしてメタボリックシンドロームがＣＫＤの原因の大半を占めていますし、ＣＫＤになることでこれら生活習慣病もさらに悪化させてしまいます。

ＣＫＤはこれらの生活習慣病の中心にあり、相互に悪影響を増幅し、心筋梗塞や脳卒中の引き金になっています。このことから世界的にも増加の一途をたどっているＣＫＤへの対策を強化し、ほかの生活習慣病への広がりを断ち切る取り組みが急がれます。

●世界の末期腎不全患者数

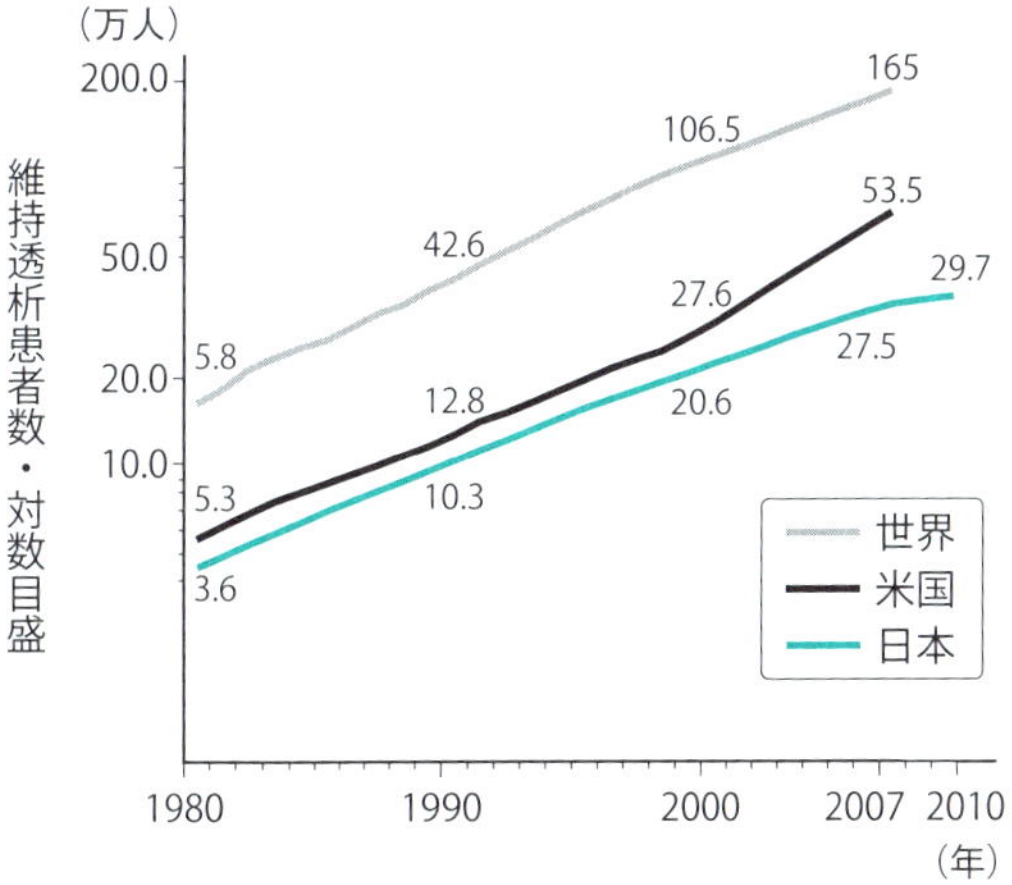

（Lysaght MJ. J Am Soc Nephrol 2002；13：S37-S40．より引用，改変；日本透析医学会編．図説　わが国の慢性透析療法の現況．2010年12月31日現在．CKD診療ガイド．より引用）

3

CKDという考え方が生まれたわけ

CKDは新しい考え方、慢性に経過する腎臓病の総称

「CKD(慢性腎臓病)」は、つい最近、21世紀に入ってから使われるようになった新しい病名です。ではCKDという名称は、どのようにして生まれたのでしょうか。

腎臓病にはさまざまな種類があり、透析療法の原因となる主要な病気だけでも、糖尿病による腎臓病、慢性糸球体腎炎、腎硬化症(高血圧や動脈硬化による慢性腎臓病)があります。さらに慢性糸球体腎炎のなかには、もっとも多いIgA(アイジーエー)腎症をはじめとして、病理検査をしないと診断できない軽症から重症まで多くの種類の腎炎があります。

個々の病気は専門外の医師では十分に理解できず、数が少ない腎臓専門医におまかせという状態でした。このような状況下では、たとえば循環器の医師が心臓病の患者の腎機能の低下に気がつかず、検査の際に造影剤を使用して一挙に腎機能をダメにしてしまう、ということも残念ながら少なくはありませんでした。そして、ついにはCKDになると、末期腎不全になるよりも、心血管疾患(動脈硬化の結果として心臓や血管の異常が起きる病気の総称)で死亡する危険が飛躍的に高まることがわかったのです。

こうした事態に直面して、腎臓専門医にしかわからないあまりにも専門的な病名では、生活習慣病全体に影響を与えている大きな局面には太刀打ちできないという危機感が生まれました。また、さまざまな理由でしだいに腎機能が低下してCK

Ｄになると、それにともなう治療や注意事項には多くの共通点があることにも気がつきました。

このような状況をふまえて、ＣＫＤという概念ですべてを包括できれば、非専門の医師のみならず、一般市民にもその予防と治療を理解できるようになることを思い立ったのです。

これに最初に気づいたのは米国腎臓財団（National Kidney Foundation:NKF）です。ＮＫＦは１９９６年にＫ／ＤＯＱＩ（Kidney Disease Outcome Quality Initiative の略で、腎臓病予後改善対策という意味）を立ち上げ腎臓病に関する診療ガイドラインを数々発表してきました。これによって証拠にもとづく医療（Evidence Based Medicine: EBMと略す）を米国内に行き渡らせる目的でした。

このＫ／ＤＯＱＩが２００１年に初めてＣＫＤという言葉を用い、２００２年に「ＣＫＤ評価法、分類法、層別化に関する診療ガイドライン」を公表することでその概念を確立しました。これが新たに創設された国際的に共通な腎臓病ガイドラインを作成する機構ＫＤＩＧＯ《ケーディーゴ》（Kidney Disease Improving Global Outcome の略で、世界中の腎臓病患者の予後を改善するという意味）により承認されることで世界中に広まり、日本でも日本腎臓学会により２００５年に正式にこの考え方が導入されたのです。

ここで示されたＣＫＤは、慢性的に腎臓が障害され、慢性的に腎臓の機能が低下している状態です。もともとの病気が何であれ、腎障害や腎機能低下が慢性的に持続する状態を、「ＣＫＤ」としたのです。

原因疾患にかかわらず腎機能の低下の程度をわかりやすく知らせ、早期発見・早期治療をうながすのが、ＣＫＤという病名を使うようになった大きな理由であることをわかっていただけたと思います。

4

CKDによって可能になったこと

すべての腎臓病をひっくるめて早期発見・早期治療を推進

CKDという考え方が出てきたのには、検査技術の発達もかかわっています。大きな役割を果たしたのは、腎機能を簡単に推測できる「推算糸球体ろ過量（eGFR）」という検査法の開発です。腎臓の最小単位は血管が糸巻き状になっている「糸球体」で、これが左右の腎臓に100万個ずつあります。この糸球体が全部集まって2つの腎臓でどのくらい血液をろ過する働きがあるかを示す指標が、「糸球体ろ過量（英語でGlomerular Filtration RateというのでこれをGFRと略して使います）」です。正常では90〜120mL／分あります。

これまでの検査法は、クレアチンクリアランス法といって尿と血液を30分おきに3回採取する、少し面倒な手順が必要でした。ところが血液中のクレアチニン（よくCrと略す）という物質（筋肉から出る老廃物で、腎臓でろ過されてすべて排泄される）を測定し、年齢と性別を入力するだけでほぼ正確にGFRを推定できる計算式が開発されたのです。これを「eGFR（推算GFR）」といいます。

年齢と性別を入力し、標準体表面積（1・73㎡）で補正するのは、血清クレアチニン値は筋肉の量が多いほど高くなるので、女性より男性が、年齢が高い人より低い人が、一般的に多くなるからです。血清クレアチニン値だけでは年齢と性別で正常値が異なるので、必ずeGFRで腎機能を見ることが大事です。ちなみにこのeGFRは標準体表面積あたりで示されることから、とてもやせた人や筋肉量の多い人、また小児では誤差が生じるため、血清シスタチンC値という別の値を測定してeGFRを計算することもあります。

ともあれ、eGFRの計算式が開発されたおかげでCKDの早期発見や重症度分類が簡単かつ正確になり、CKDという考え方による診療が広がっていく大きな助けとなりました。eGFRが60mL／分／1・73㎡未満（この単位は難しいので、私は患者さんにパーセントで説明していきます。例：60％）であれば一括してCKDと診断します。またeGFRはそれ以上であっても尿検査や画像検査で異常があればCKDと診断します。

なぜ60で区切るかというと、特に進行性の腎臓病がなくても、年齢によってはこのくらいまでeGFRが低下していることは、必ずしも異常ではないからです。ちなみに、日本腎臓学会では尿検査などに異常がなく65歳以上の場合は腎臓専門医に紹介する基準を50に定めています（日本腎臓学会編：『CKD診療ガイド』）。このeGFRは「腎臓ネット」（206ページ参照）のホームページ上でどなたでも計算できますし、最近は血液検査をすれば自動的に検査センターから報告されるところが多くなっています。

CKDは初期の段階では自覚症状が現れないことが多く、本人が気づかないうちに進行してしまうことがよくあります。CKDは、血液検査で「血清クレアチニン値」を調べ、尿検査を行うことで容易に診断がつきます。健康診断や人間ドックなどで定期的に検査を受けるようにすれば、初期の段階で発見することが可能です。

CKDは進行性の病気ですから、早期発見・早期治療が重要です。CKDの原因疾患に対する「個別の治療」と、腎臓の回復をうながす「CKDに共通する治療」の両方を、同時進行で行う必要があります。

5

CKDは生活習慣病の中心

CKDは生活習慣病やメタボとの関連が深い病気

　CKDの発病とその悪化には、生活習慣が深くかかわっていることから、近年、生活習慣病のひとつと数えられるようになってきました。そして、そのほかの生活習慣病である高血圧や心血管疾患の原因にもなります。

　CKDの原因ともなる「悪い生活習慣」とは、具体的にどのようなものでしょう。まず直接に関係しているのは、食べすぎ、飲みすぎ、塩分のとりすぎといった過剰な食生活、運動不足、そして喫煙です。こうした悪い生活習慣が重なるほどCKDになりやすく、病気が悪化しやすいことがわかっています。

　これは「メタボリックシンドローム」と同じです。「メタボ」は脂肪や炭水化物によるカロリーの取りすぎに、運動不足も加わることで内臓脂肪がたまり、高血圧、高血糖（すなわち糖尿病）、脂質異常症（中性脂肪の増加、善玉コレステロールの減少）などが起きている状態です。内臓脂肪のたまりぐあいは、腹囲を測って推定します。腹囲が男性で85㎝以上、女性で90㎝以上あると内臓脂肪が異常に増加していると推定され（正確にはCT検査が必要）、さらに高血圧、高血糖、脂質異常症の3つのうち2つ以上をもっていると、メタボと診断されます。

　内臓脂肪が過剰にたまると、その脂肪組織から血管を傷めつけるサイトカインという物質が多く血液中に運ばれ、動脈硬化を起こすだけでなく、血糖値を下げる働きをもっている膵臓でつくられるホルモンである「インスリン」の効き目と出方を悪くしてしまいます。これが悪化していくと糖尿病になり、糖尿病はＣＫＤで末期腎不全になる最大の原因です。糖尿病予備軍の状態でも、ＣＫＤを起こすのには十分です。

内臓脂肪の増加と高脂血症は動脈硬化を進め、それは直接的、間接的に、腎臓の糸球体を障害します。その状態はいわば腎臓の動脈硬化で「腎硬化症」といい、末期腎不全になる現在３番目に多い原因です。

メタボは高血圧の原因にもなりますが、ＣＫＤも高血圧の原因、悪化因子となります。腎硬化症は高血圧の結果でもありますが、高血圧の原因にもなるわけです。

ですからＣＫＤと高血圧、脂質異常症、内臓脂肪の増加、糖尿病、喫煙は、それぞれが協力しあって動脈硬化を悪化させます。そして動脈硬化の悪化は、それぞれの生活習慣病の悪化にもつながるという悪循環を引き起こします。６人の悪者があなたの体の中に多いほど、相乗的に死にいたるリスクが高くなるのです。

CKDと生活習慣病

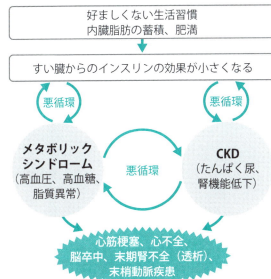

6

心血管疾患はCKD死因の第1位

腎不全よりも、脳卒中や心筋梗塞で死ぬことが多い

ＣＫＤの原因となる腎臓病には、生活習慣病が原因となるもののほかに、免疫や遺伝子の異常によって起きる腎臓病といった別のタイプがあります。そのどちらが原因であっても腎機能（ｅＧＦＲ）が60mL／分／１・７３㎡未満になると、しだいに心血管疾患を併発する頻度が多くなることが世界中の大規模な調査で明らかになりました。その危険性はｅＧＦＲが低くなるほど顕著になります。

またこの腎機能とは別に、尿たんぱく（正確にはアルブミンというたんぱくの成分）が陽性になりその量が増えるほど、同じようにして心血管疾患が増えることがわかってきました。このほかにも非喫煙者より喫煙者が、ＢＭＩ（肥満度）は低いより高いほうが心血管疾患の危険が増します。

心血管疾患には、動脈硬化が原因で血管が細くなったり詰まったりするために起きる心筋梗塞、脳卒中、末梢動脈閉塞症などがあります。また動脈硬化とは必ずしも関係しない心不全、狭心症、不整脈などもあります。これらは日本人全体でがんに続いて第2位の死亡原因となっています。

ＣＫＤでは、そのほかの生活習慣病ともからみ合って動脈硬化が進むことを先に説明しましたが、それ以外にもミネラル代謝の異常を起こすことによりさまざまな心血管疾患を引き起こすことが知られています。この心臓病と腎臓病の関連性を「心腎連関」と呼び最近とみに重要視されるようになってきました。これはＣＫＤの治療と心血

管疾患の治療は、主要な点では同じであることを強調する用語です。どちらも、血圧管理と塩分制限、脂質異常症の治療を重視します。

では、たんぱく尿と心血管疾患との関連はどういうことでしょうか。尿からたんぱくが多く失われると、むくみの原因となることはよく知られています。むくむということは手足の血液循環が悪くなるということなので、心臓や肺に負担をかけることになります。また血管の中で血液が固まって、それが肺や脳に飛んで肺梗塞や脳梗塞を起こすことがあります。

微量のたんぱく（微量アルブミン尿と呼ぶ）ではむくむようなことはありません。ただし、微量アルブミン尿は腎臓以外に動脈硬化が起きていることを示しているので、心血管疾患のリスクが増加していることを知らせてくれるよい検査法になっています。

ＣＫＤの早期発見・早期治療は、心血管疾患の対策につながり、心筋梗塞や心不全、脳卒中の予防にも役立つことを、多くの方に知っておいていただきたいと思います。

Column

世界的なCKD早期発見・早期治療の流れと国際協力

CKDはすべての生活習慣病の原因でもあり結果でもあるわけですが、この事情は先進国だけでなく発展途上国にも深刻な問題となっています。このこともあって、米国の腎臓財団がその疾病対策を打ち出したことにすぐさま国際的な支持が寄せられ、2004年にはどの専門科よりも早く世界各国の腎臓内科医の協力によって「国際腎臓病ガイドライン機構KDIGO」が設立されました。

その中心は当初欧米の先進各国ではありましたが、世界のCKD患者の半数以上がいるアジアでもCKD対策が共同で行われるようになっています。その推進役になったのは、日本腎臓学会が2007年に設立50周年（世界のどの腎臓学会よりも歴史がある）記念事業として始めた「アジアCKD対策フォーラム（AFCKDI）」です。AFCKDIはその後、毎年アジア各国で開かれCKD対策に関わる医師のネットワークを形成し、CKDの撲滅を目指して活動しています。

第1章

CKDとはどういう病気なのか

CHAPTER 1

1

腎臓のつくり

腰のやや上方、ソラマメのような形をした左右一対の臓器

ＣＫＤを知るためには、まず腎臓という臓器を知る必要があります。

腎臓は、背中側の腰のやや上のあたり、胃や肝臓のすぐ下の位置に左右一対ある臓器です。ソラマメのような形をしており、１個の大きさは大人の握りこぶしくらいで、重さは約１２０ｇです。腎臓全体は薄い膜でおおわれ、その外側を脂肪が取り囲み、冷えや衝撃から守っています。

ソラマメのような形の内側にへこんだ部分に、心臓から送り出された血液が大動脈をへて腎臓に流れ込む「腎動脈」、腎臓できれいになった血液を下大静脈に送り出す「腎静脈」、腎臓でつくられた尿が膀胱へ向かって送られる「尿管」などが集まっています。

腎臓の内部は、大きく「腎皮質」と「腎髄質」に分けられます。腎皮質と腎髄質の中には、細かい血管や尿細管がめぐり、「ネフロン」という腎臓の基本単位が詰まっています。ネフロンは、腎臓の働きの中心となる基本単位で、腎臓１個に約１００万個、左右両方で２００万個あります。ネフロンは、１個の「糸球体」とヘアピン状をした１本の「尿細管」がセットになっています。糸球体は腎皮質にあり、尿細管は腎髄質まで伸びています。

腎動脈は腎臓の中に入ると細動脈そして毛細血管（直径０・２㎜ぐらい）となって糸玉のような「糸球体」を形成します。この糸球体で血液がろ過され尿をつくります。この尿を受けるのが「ボ

ウマン嚢」という袋で、ここから漏斗のような尿細管が尿を運び出します。糸球体は、一度壊れてしまうと再生しにくいという特徴があります。

　糸球体でろ過された尿は「原尿」と呼ばれ、尿細管を通るうちに、原尿から再利用できる水分や必要な物質は再び血液中に戻ります。最終的に余分で不要な物質のみが尿に残り、漏斗の形をした「腎盂」に集められ、腎盂から尿管を通って膀胱に送られます。

●腎臓の位置

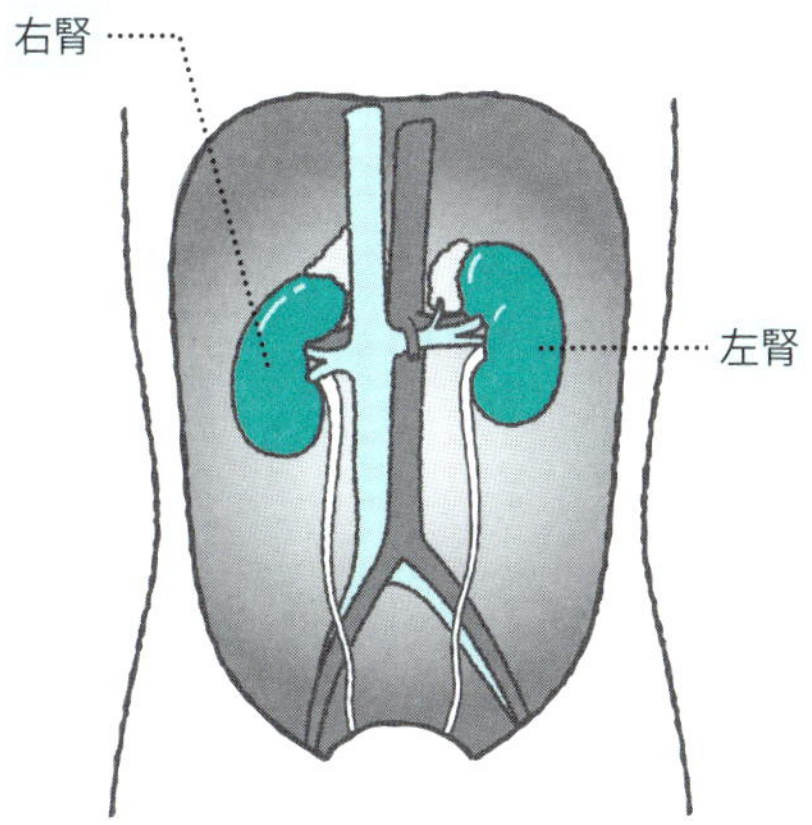

●腎臓の断面

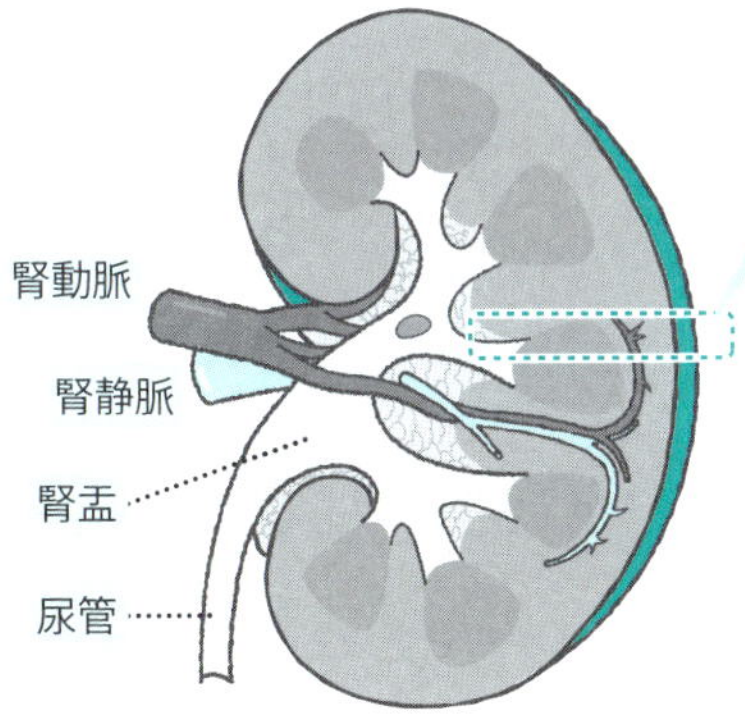

●腎臓の組織

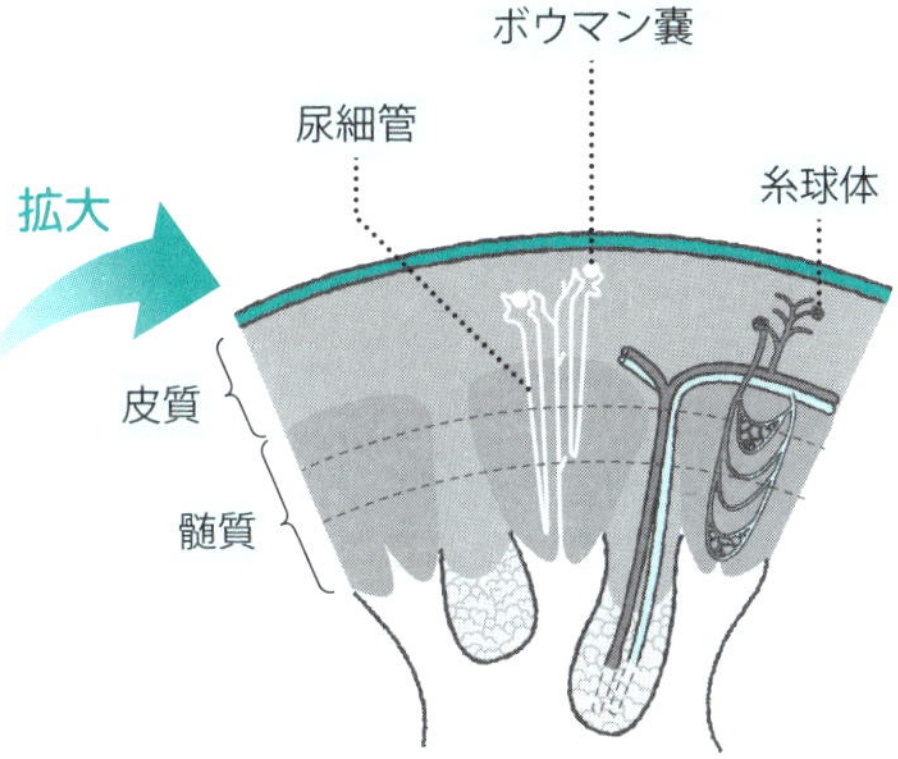

2

腎臓の働き①

血液中の老廃物をろ過して取り除きます

心臓から送り出された血液は、全身の細胞に酸素と栄養を届けます。それをもとにさまざまな物質をつくり、活動するためのエネルギーを生み出していますが、その結果として、体内ではいろいろな老廃物が生じます。こうした老廃物は、汗や呼気（吐き出される息）、便や尿として体外に排出されます。

これらの老廃物は、肝臓で解毒される物質と、腎臓から尿として排泄される物質の2種類に大別されます。腎臓から排泄される老廃物はおもにたんぱく質が代謝されたもので、そのほとんどは尿素とクレアチニンに分解されます。これらは腎機能が低下すると体内に蓄積するようになり、尿毒症の症状を起こすので「尿毒素」とも称されます。したがって、血液中のこれらの濃度を測ることで、腎機能の状態を推測することができます。

健康な人の場合、心臓から1分間に5Lの血液が送り出されています。このうち腎臓には1分間にその1／4～1／5もの血液が流れ込んでいます。体重の200分の1ほどの小さな臓器ですが、体内でもっとも血液の流れが集中する臓器です。次々と流れ込んでくる血液中の老廃物を取り除き、きれいにして再び体内へ戻すのが、腎臓の一番大切な役割です。

老廃物を取り除くフィルターの役割をはたしているのは、左右の腎臓に200万個ある糸球体です。糸球体の毛細血管には小さな穴があり、水分や尿素などの老廃物は通しますが、赤血球や白血球、たんぱく質など大きな物質は通しません。

しかし、糸球体に何らかの障害が起きると、赤血球やたんぱく質を通してしまい、尿とともに排出されてしまいます。赤血球がまじった尿が「血尿」、たんぱく質が排出された尿が「たんぱく尿」で、どちらも腎臓に何らかの問題が生じているサインです。

200万個の糸球体は1日に約150Lの原尿をろ過します。この糸球体により1分間にろ過されてつくられる原尿の量を「糸球体ろ過量（GFR）」といいます。糸球体ろ過量は、糸球体の数が減って腎機能が低下すると減少するため、CKDの指標とされています。

原尿のほとんどを占めている水分や必要な電解質（ナトリウム、カリウム、塩素、カルシウム、リン、マグネシウム、など）は、再利用できる物質として途中の尿細管で体内に再び吸収され（再吸収といいます）、最後に尿として排泄されるのはわずか1％程度の量となります。尿は尿管を通って膀胱にためられ、約150～200㎖たまると、尿意を感じて尿道を通って体外に排出されるわけです。

●糸球体ろ過と再吸収

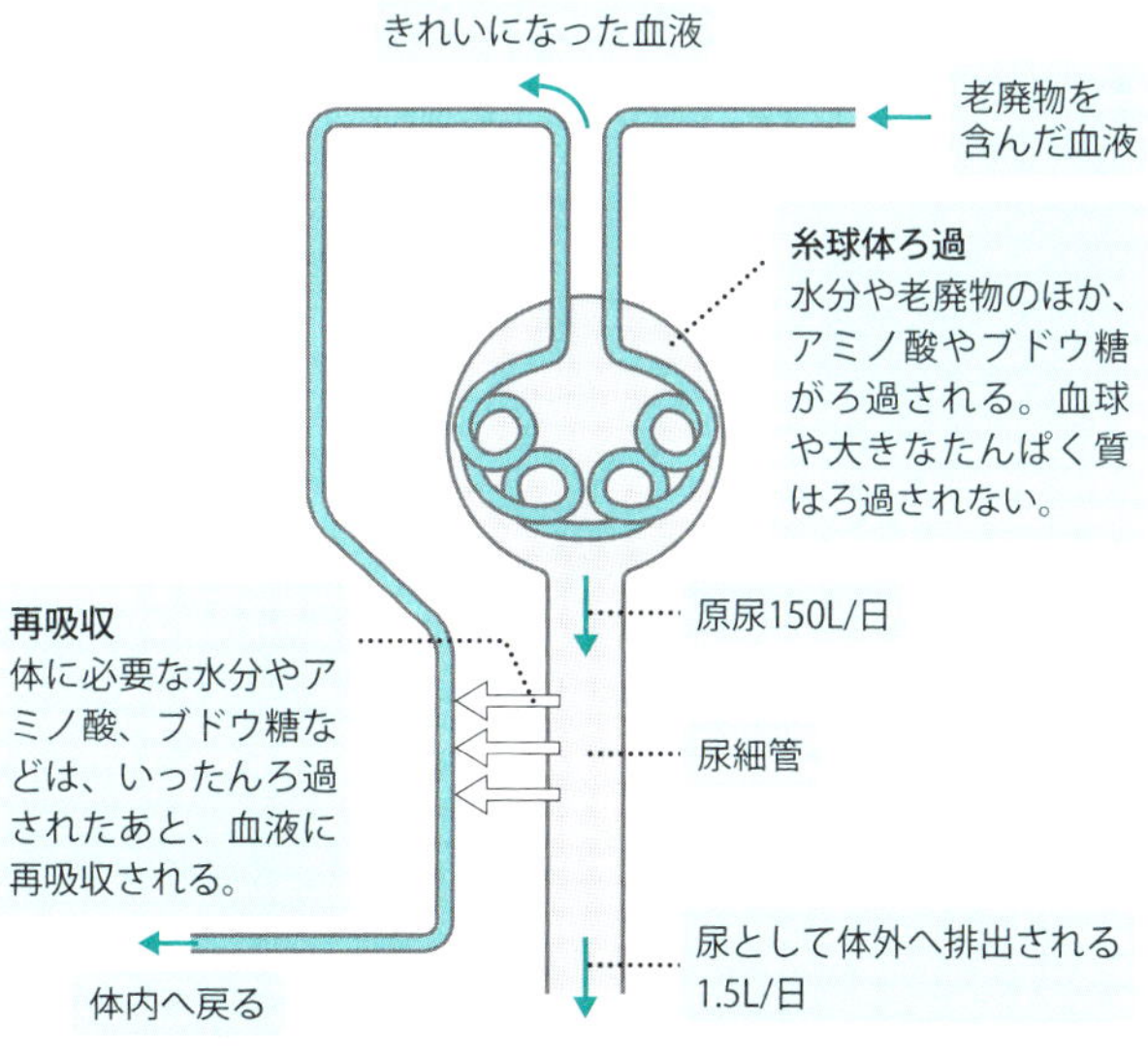

腎臓の働き②

体内の水分量、電解質などをととのえます

腎臓は老廃物を取り除いて尿をつくる以外にも、体液の水分や電解質の調節、血液のpH（ペーハー）バランスの調節、ホルモンの分泌、血圧の安定、赤血球の産生、骨のカルシウム代謝を助けるなど、さまざまな役割を担っています。

私たちの体の約60％は、体液などの水分が占めています。生命を維持するにはこの水分量の調節が不可欠で、腎臓が尿の排出量をコントロールすることで、体液の量や成分を調節しています。水分を取りすぎたときは腎臓が尿を薄くして余分な水分を体外に出すことで「溢水（水分過剰の意味）」を防ぎ、水分量が少ないときは尿を濃くして尿量を減らし、水分不足にならないようにします。

体液には水分のほかに、電解質が含まれています。電解質とは、水に溶けると電気を通す物質のことで、体内では細胞の浸透圧を調節し、筋肉細胞や神経細胞の働きにかかわるなど、重要な役割をはたしています。おもな電解質には、ナトリウム、カリウム、カルシウム、マグネシウム、リンなどがあり、これらの濃度は高すぎても低すぎてもよくありません。

また、体液のpHバランスは弱アルカリ性がよく、酸性になると細胞の活動に支障が出てきます。腎臓は、電解質やpHバランスをコントロールして、体内の環境を一定の状態に保つ機能を担っています。また、ともすると痛風の原因として悪者扱いされる尿酸も、腎臓でその排泄をコント

●体内の水分量

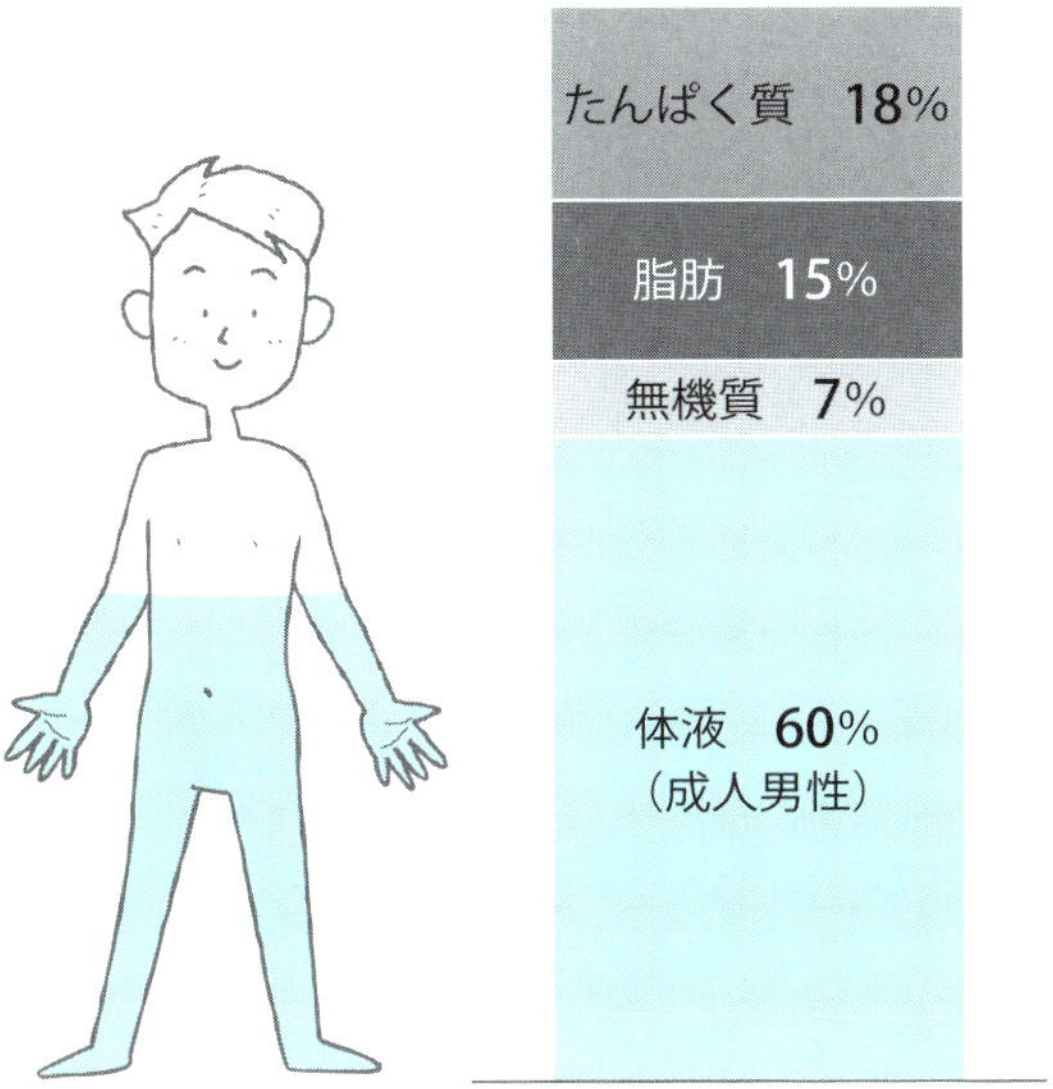

●尿の排出量を調整

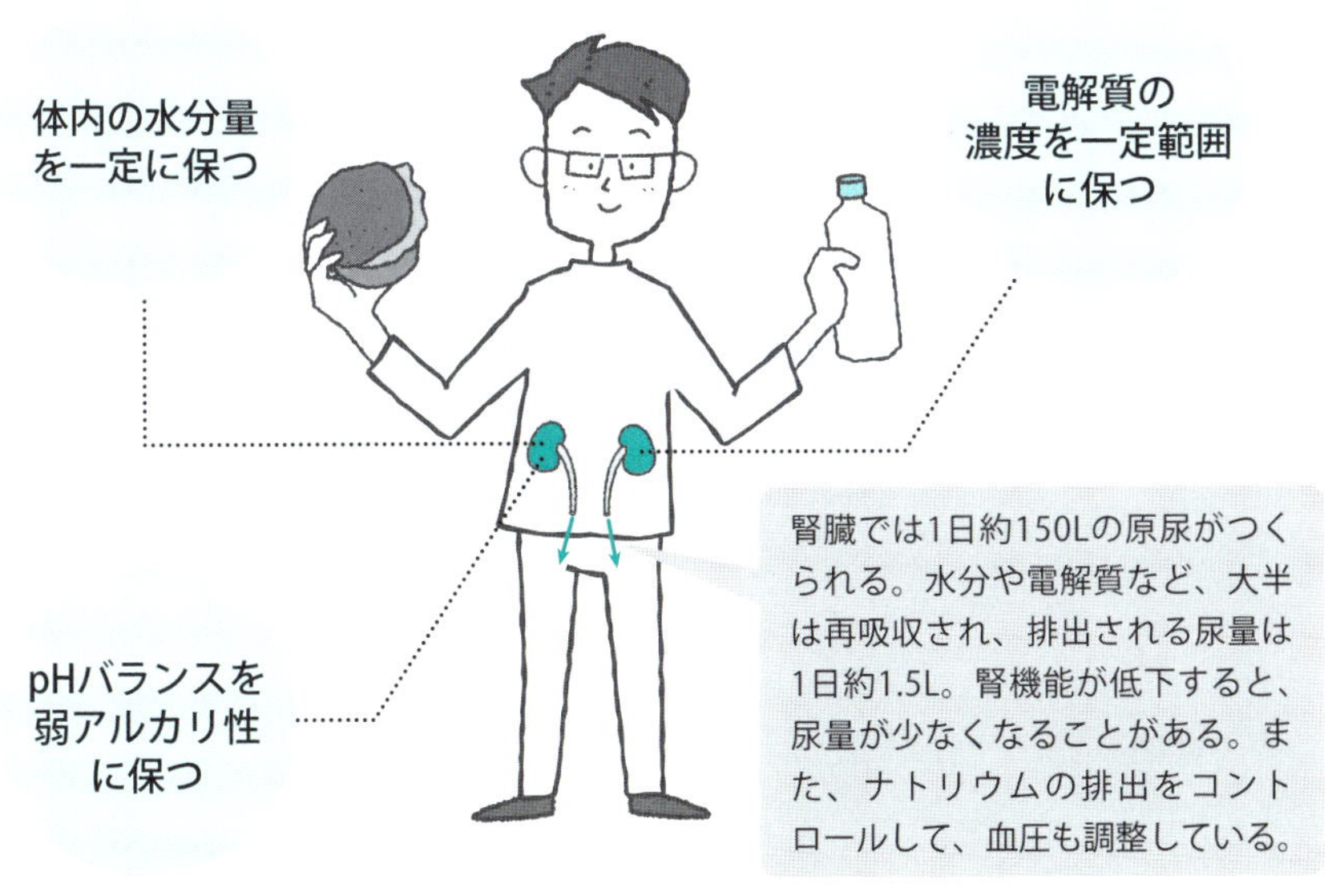

腎臓では1日約150Lの原尿がつくられる。水分や電解質など、大半は再吸収され、排出される尿量は1日約1.5L。腎機能が低下すると、尿量が少なくなることがある。また、ナトリウムの排出をコントロールして、血圧も調整している。

ロールしています。実は尿酸は必ずしも悪者ではなく、強力な抗酸化作用を持っているので血液中に少なすぎてもいけないのです。

腎臓から分泌されるホルモン

腎臓には、ホルモンを分泌する働きもあります。腎臓の細動脈から分泌される「レニン」というホルモンは、「アンジオテンシン」と「アルドステロン」という2つの強力な血圧を上げるホルモンの量を増やすことで、血圧を下がらなくする大事な作用があります。アルドステロンはナトリウムの排泄量を減らすことで体液の減少を抑え、血圧を調節します。これを「レニン-アンジオテンシン系（RAS系と略す）」といい、体内でもっとも重要な血圧調節のシステムとなっています。このため、血圧を下げ、腎臓を守る働きのある降圧薬の主役は、現在、このシステムを抑制する薬剤たち（RAS系阻害薬と総称）です。

腎臓からは造血にかかわるホルモンも分泌されます。赤血球は骨の中の骨髄でつくられますが、これをコントロールしているのが腎臓でつくられる造血ホルモン「エリスロポエチン」です。腎機能が低下すると、このホルモンがつくられにくくなり、貧血になりやすくなります。

このほか、体内に取り入れられたビタミンDは腎臓で活性化されて「1,25水酸化ビタミンD_3」というもっとも強力なビタミンDとなり、小腸と尿細管でのカルシウムの吸収を促し、骨をつくります。腎臓は骨を健康に保つために、重要な働きをもつ臓器でもあるのです。

●内部環境を整える働き

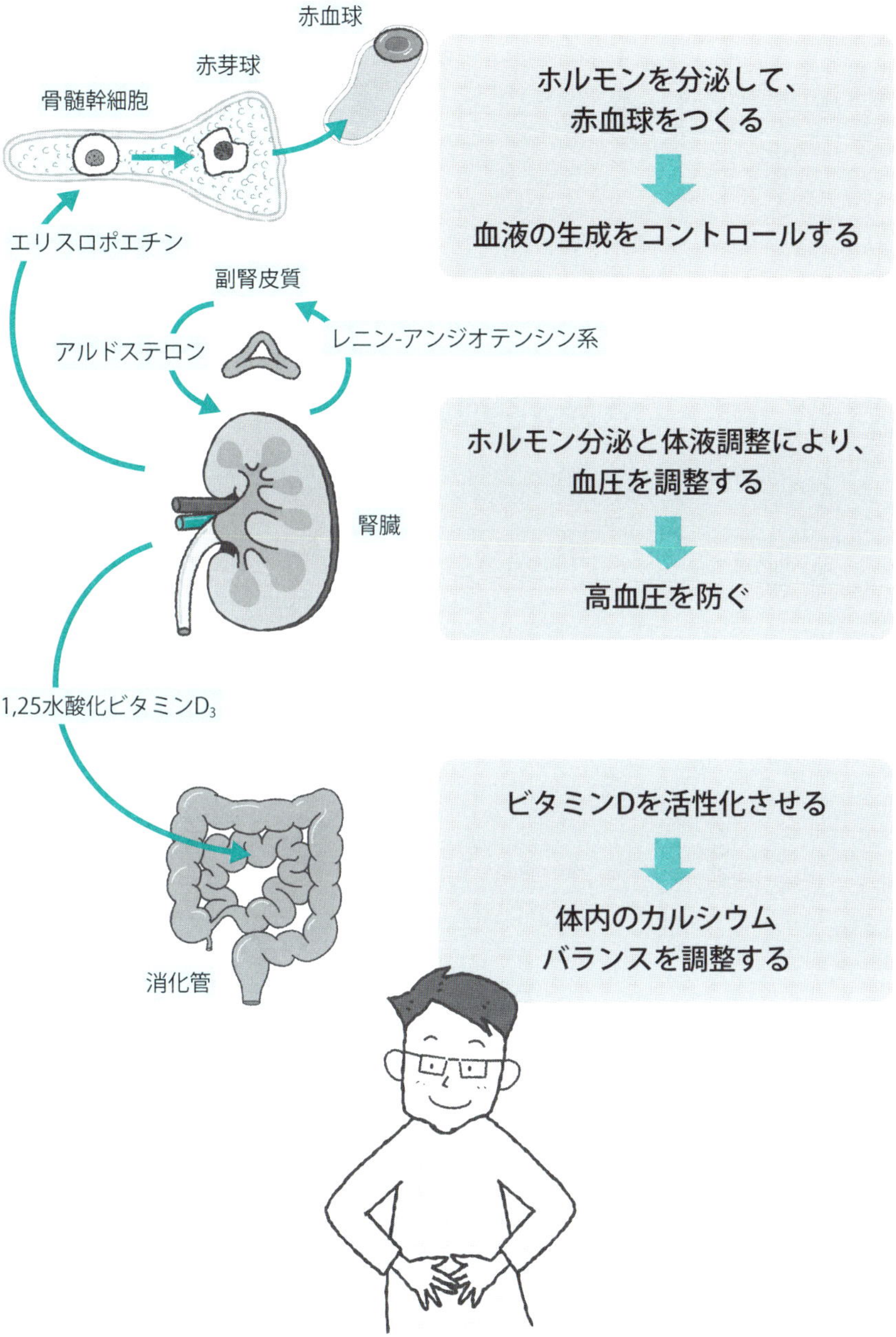
赤血球
赤芽球
骨髄幹細胞
ホルモンを分泌して、
赤血球をつくる
血液の生成をコントロールする
エリスロポエチン
副腎皮質
アルドステロン
レニン-アンジオテンシン系
ホルモン分泌と体液調整により、
血圧を調整する
高血圧を防ぐ
腎臓
1,25水酸化ビタミンD_3
ビタミンDを活性化させる
体内のカルシウム
バランスを調整する
消化管

4

CKDになりやすい要因

CKDの発症や進行は、生活習慣と密接につながっています

日本のCKD患者数は推定で1330万人とされ、20歳以上の成人の8人に1人はCKDにかかっているとされています。CKDは決して珍しい病気ではなく、日常的にありふれた生活習慣との関係が深い病気です。

生活習慣病は、「食生活、運動習慣、休養、喫煙、飲酒などの生活習慣が、その発症・進行に関与する疾患群」と定義されています。食べすぎ、運動不足、睡眠不足、喫煙習慣、過度の飲酒などの悪い生活習慣を続けると、さまざまな病気を発症しやすくなります。

おもな生活習慣病には、高血圧、糖尿病、脂質異常症、肥満、メタボリックシンドローム、心血管疾患（心筋梗塞、心不全、脳卒中など）、がん、などがありますが、CKDも生活習慣の影響を大きく受ける病気のひとつです。

悪い生活習慣は、すべてCKDの発症と深いつながりがありますが、危険性の強弱はさまざまです。健康診断を受けた人を10年間経過観察した研究では、尿たんぱくが陽性になる危険因子は、年齢、血尿、高血圧、糖尿病、脂質異常症、肥満、喫煙でした。それらによって危険性がどのくらい増すのかをみてみると、危険度を3倍近くに増やす因子は糖尿病です。その次に影響を及ぼしているのは、高血圧でした。肥満や喫煙は危険度を1.5倍ぐらいに増やし、脂質異常症は1.2倍ぐらいに増加させていました。

ただし、これらはいくつも持っていると足し算

でなく掛け算的に危険は増えていきます。「死の4重奏」という恐ろしい言葉があります。これは内臓脂肪型肥満、高血圧、糖尿病、高中性脂肪血症の4つがそろうと心筋梗塞になる確率が極めて高くなるという、メタボリックシンドロームの語源となるデータにもとづいています。また喫煙やストレスが加わるとさらに危険性は増します。こうした生活習慣はCKDの発症だけでなく、CKDで起きやすくなる心血管疾患の危険性をさらに増やす結果になります。

健康によい生活習慣とは、①適正な睡眠時間、②適正な体重の維持、③喫煙しない、④過度の飲酒をしない、⑤定期的な運動習慣、⑥朝食を毎日食べる、⑦間食をしない、こととされていますが、CKDでは高血圧や心臓病の治療では以前から重視されているように⑧塩分を取りすぎない、ことも重要です。また喫煙を続けることによって、どのようなよい治療も効力を失わせるだけでなく、ほかのすべての努力を無にしてしまいます。

健康によい生活習慣をひとつでもふたつでも身につけることができれば、CKDの予防や病状の進行抑制につなげていくことができます。もちろん、CKD以外の生活習慣病の予防にもつながります。生活習慣の改善に、遅すぎるということはありません。今日からできることをひとつずつ積み重ねていきましょう。

メタボは危険因子

ＣＫＤを発症する危険性が、２倍以上高くなります

メタボリックシンドロームは、おなかの内臓のまわりに脂肪が蓄積した肥満（内臓脂肪型肥満）に加え、高血圧、高血糖、脂質代謝異常のどれかが、２つ以上ある状態です。

このメタボリックシンドロームは、ＣＫＤを引き起こす最大の要因です。日本の疫学研究で、メタボリックシンドロームのある人とない人のＣＫＤの累積発症率を比較したものがあります。

それによると、メタボリックシンドロームのない人のＣＫＤの累積発症率は４・８％に対し、メタボリックシンドロームのある人は10・６％と倍以上に増えていました。つまり、「メタボリックシンドロームのある人は、ない人と比べると、ＣＫＤを発症する危険性が2倍以上高い」ことになります。

メタボリックシンドロームの診断基準になる４つの因子（内臓脂肪型肥満、高血圧、高血糖、脂質代謝異常）のうち、あてはまる因子の数と累積発症率の関係をみてみると、１つと２つの因子間では差はありませんでしたが、３つの因子があてはまるようになると2倍近くに増え、４つの因子のすべてがあてはまると3倍近くになり、累積発症率は14・８％に高まります。

高血圧と糖尿病は単独でもＣＫＤを発症する非常に大きな原因です。メタボリックシンドロームの4因子のすべてがあてはまるということは、高血圧と高血糖の両方をあわせ持つことになり、発症する危険性は飛躍的に高くなります。

メタボリックシンドロームがあるということは、内臓脂肪型肥満、高血圧、高血糖、脂質代謝異常が重なるということで、全身の血管は動脈硬化におちいります。すると血管の塊のような腎臓は、とりわけ糸球体の毛細血管に異常が起き、腎硬化症という腎臓の動脈硬化が進み、一つひとつの糸球体がしだいにつぶれて機能をはたさなくなります。すなわちＣＫＤが重症になっていくわけです。

また内臓脂肪の増加は、血糖値を下げるホルモンであるインスリンの働きを悪くして、「インスリン抵抗性」という状態をつくり出します。インスリン抵抗性が強くなることで糖尿病を発症し、糸球体からアルブミン（尿たんぱくの主成分）がもれ出るようになります。腎機能が低下すると、インスリン抵抗性はさらに強くなるという悪循環が生じます。

●メタボリックシンドロームの CKD 発症に及ぼす影響

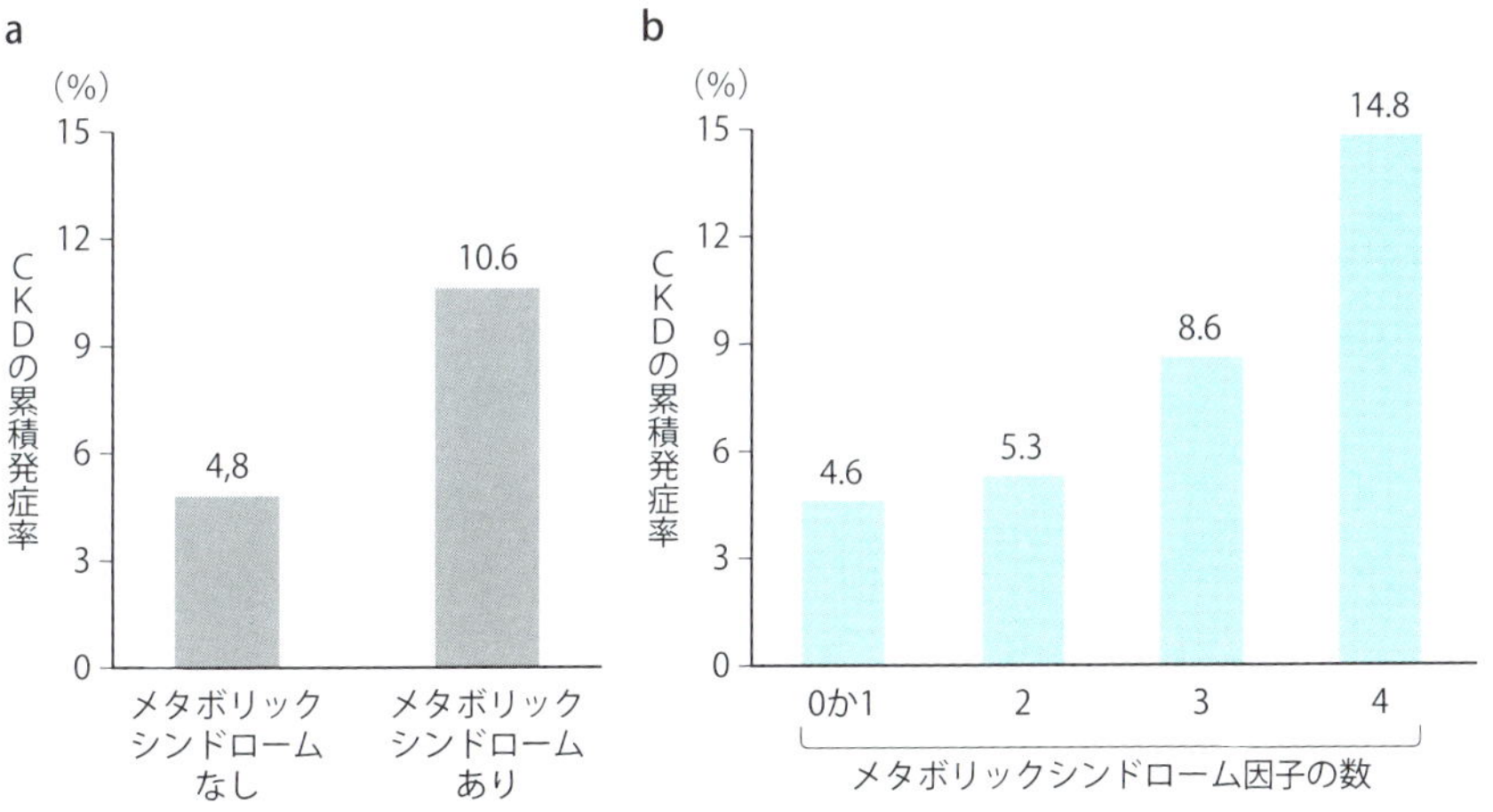

a：メタボリックシンドロームの有無によるCKD累積発症率
b：メタボリックシンドロームの構成因子数とCKD累積発症率
久山町1,440人，1988～1993年，累積発症率：年齢，性を調整．

（Ninomiya T, et al. Am J Kidney Dis 2006；48：383-391．より引用，改変）

健康診断で早期発見

尿検査が陽性のときは、かかりつけ医を受診

毎年きちんと健康診断を受けていますか？　平成20年から国の施策として、40歳以上の方々の生活習慣病予防のために「特定健康診査」が行われています。腹囲、血圧、血糖、血中脂質などを測定するもので、「メタボ健診」とも呼ばれています。

この健診には尿検査が含まれ、おもに「尿たんぱく」「尿潜血」「尿糖」を調べます。残念ながら現在のところ、CKDの診断に用いられる推算糸球体ろ過量（eGFR）を算出するのに必要な「血清クレアチニン」は検査項目に含まれていません。ただ自治体によっては、この項目を含めて「CKD健診」を兼ねているところもありますし、職場で人間ドックを受けられる場合には、eGFRが通常測定項目に入っていますから、手元に健康診断の結果が残っていたら確認してみましょう。

実は尿検査とeGFRの両方を「特定健康診査」に入れることを日本腎臓学会は強く推奨したのですが、予算上eGFRが削除されるという大変残念な結果になっています。早く改善していただきたいものです（平成27年現在）。

もっとも重要なのは尿たんぱく

尿検査の項目のうち、CKD診断と重症度を決めるのに重要なのは「尿たんぱく」です。判定は、陽性（＋〜＋＋＋）、偽陽性（±）、陰性（－）に分類されます。

陽性（＋以上）の場合はCKDが疑われるので、かかりつけ医を受診して体調のよいときに再検査をしてもらいます。このときに再び陽性であれば、紹介状を持って腎臓専門医を受診します。2回測定するのは健康な人でも運動などで多量に汗をかいて尿が濃縮されると、陽性や偽陽性になることがあるからです。風邪などで発熱しているときや膀胱炎などで炎症が起きていると、一時的な尿たんぱく陽性になることがあるので、必ず治ってから再検査が必要です。また小児や若年者では起立性蛋白尿といって、病気ではない蛋白尿があるので、早朝第1尿でも陽性かを確かめる必要があります。

CKDで尿中に出現する「たんぱく」の本当の成分はアルブミンです。これは卵の黄身の成分でもありますが、このアルブミンを尿中で直接測定する（簡易な試験紙法と定量法と両方あります）のが、もっとも正確で鋭敏な診断法で世界中の標

●健診時の蛋白尿の程度別の末期腎不全累積発症率（沖縄県）

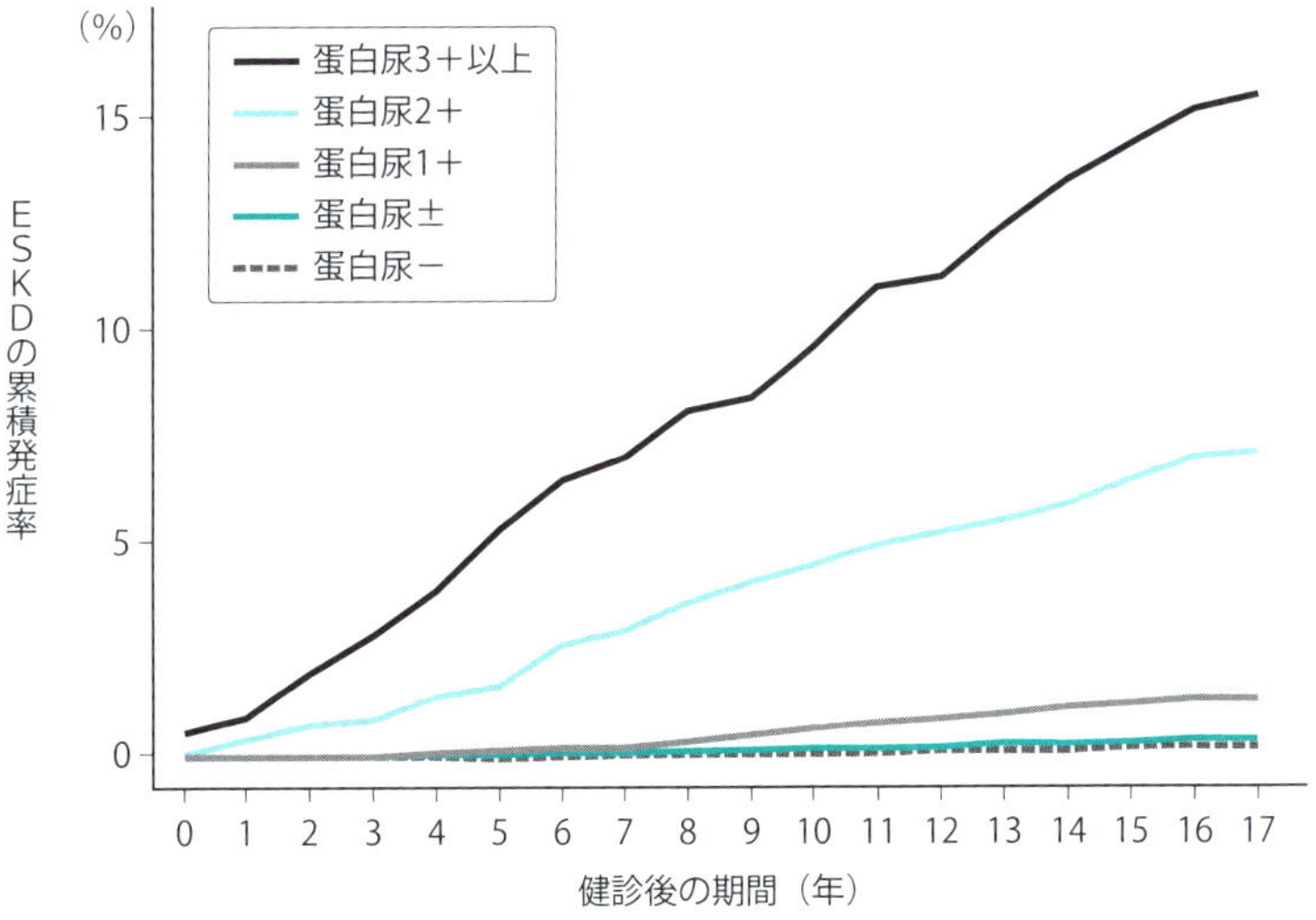

（Iseki K, et al. Kidney Int 2003；63：1468-1474．より引用，改変）

準となっています。しかしながら、日本ではこの早期発見に極めて有用な測定が保険で認められているのは、糖尿病患者さんがＣＫＤを発症しているかを診断するときだけです。その際の「微量アルブミン尿測定」として認められているのみなので、これも大変残念なことです。

次に「尿潜血」は、赤血球に含まれるヘモグロビンが尿中に出ていないかを調べる検査です。血尿というのは、尿中の沈渣を調べる検査で赤血球が1視野あたり5個以上出ている場合を診断します。もし尿潜血が陽性でも、赤血球が出ていない場合は血尿とはいわずに、腎臓以外の原因を考えます。すなわち、筋肉が壊れてできるミオグロビンが血液中に増えている場合、赤血球が血管内で壊れる溶血性貧血が起きている場合、それと薬や食物による偽陽性（まったく心配いりません）ということになります。

血尿は、糸球体から出ている場合（これは糸球体腎炎）とそれより下方で出ている場合があり、後者の場合にはＣＫＤ以外に前立腺や膀胱、尿道の病気が疑われます。とくにたんぱく尿が陰性で血尿だけのときには、がんや結石の可能性があるので、一度泌尿器科で精密検査を受ける必要があります。

ただしこの血尿が3年間以上続き、泌尿器科の精密検査で異常がでなければ、通常は軽度の慢性糸球体腎炎で治療もしばらく不要な場合が多いです。しかしながら将来において尿たんぱくが出るようになれば、進行するＣＫＤということになり治療が必要になるので、必ず年１回は検尿を受ける必要があります。

そして、たんぱく尿と血尿の両方が最初から陽性の場合には、ＣＫＤ、とくに慢性糸球体腎炎の可能性が高くなります。小児の場合に目で見えるような血尿（紅茶色、コーラ色、赤褐色など）が出る場合は、腎臓の血管の異常なども考えられるので超音波検査が必要です。

「尿糖」では、尿中のブドウ糖を調べます。通常の健診では血糖値やヘHbA1c値という糖尿病の検査を行いますので、そちらの方が糖尿病の診断に有用です。ただし、血糖値が高くないのに尿糖が陽性な場合がたまにあります。これは腎性尿糖といって尿細管から糖がもれている病気ですが、通常は治療も不要です。最近では、尿に糖がもれ出るようにする糖尿病や肥満の薬が治療に使われるようになっています。実は、せっかく健診で糖尿病が見つかってもそれを無視や放置して、重症になる人が多いのが現状です。何のための健診なのか、残念に思います。

特定健診で問題が見つかった人は、保健師による「特定保健指導」を受けられます。生活習慣を改善し、メタボリックシンドロームや動脈硬化の進行を抑え、糖尿病、心血管疾患やＣＫＤなどの発症や進行を予防するのが、大きな目的です。こういった早期発見の機会を積極的に活用しましょう。

CKD患者の年齢層

加齢とともにCKD患者の割合は高まります

健康な人の腎機能が低下する大きな要因は「加齢」です。とはいえ、腎機能の指標である「糸球体ろ過量（GFR）」の低下する速度は個人差が大きいのが特徴です。

加齢にともなって、高血圧、糖尿病、肥満、脂質異常症にかかる人が増えて、動脈硬化の危険性は高まります。これらの生活習慣病をたくさん抱える人ほど腎機能は低下しやすく、GFRが低下するとたんぱく尿が出やすくなり、さらに腎機能の低下が加速します。

CKDは、尿検査で「尿たんぱく」を調べ、血液検査でGFR算出に用いる「血清クレアチニン値」を調べることによって診断とその重症度がわかります。尿たんぱくが陽性ならば、腎臓、とくに糸球体が障害されていることを意味します。また、血清クレアチニン値から算出したGFRの数値が60未満なら、腎機能が低下していることを意味します。

日本のCKD患者数1330万人は、尿たんぱくが陽性の人とGFRが60未満の人の割合を求め、そこから推算したものです。このため、血尿だけの人や尿に異常はないものの腎臓に何らかの病気を有している人も入れれば、この患者数はさらに増えることになります。いずれにしろ成人の人口の12・9%、1330万人に達していることが明らかになりました。これは20歳以上の8人に1人にあたります。

患者さんはどの年代に、どのくらいの頻度でみられるのでしょうか。日本腎臓学会は全国10の都道府県の健診データをもとに推定しました。その結果、男女ともに年齢が高くなるほど、ＣＫＤ患者さんの頻度は増えていました。60歳代では男性の15・6％、女性の14・6％だったものが、70歳代になると男性は27・1％、女性は31・3％に増加します。さらに80歳代では男性の43・1％、女性の44・5％がＣＫＤ患者さんと推定されます。

20歳以上の成人ではＣＫＤになる頻度は８人に１人でしたが、加齢とともに６人に１人、３人に１人と頻度は高まり、80歳以上では２人に１人の頻度に近づきます。高齢になると誰もがかかる病気であり、ほかの生活習慣病を抱えていればさらにＣＫＤになりやすいことを知っておく必要があります。最近、私の病院ではとみに90歳以上の患者さんが増えていますが、この年代の人たちは逆に腎機能が正常の方が多くみられます。このことからＣＫＤを持っている人は、なかなか平均寿命を超えて長生きはできないのだと実感をするしだいです。

●年齢別の CKD 患者

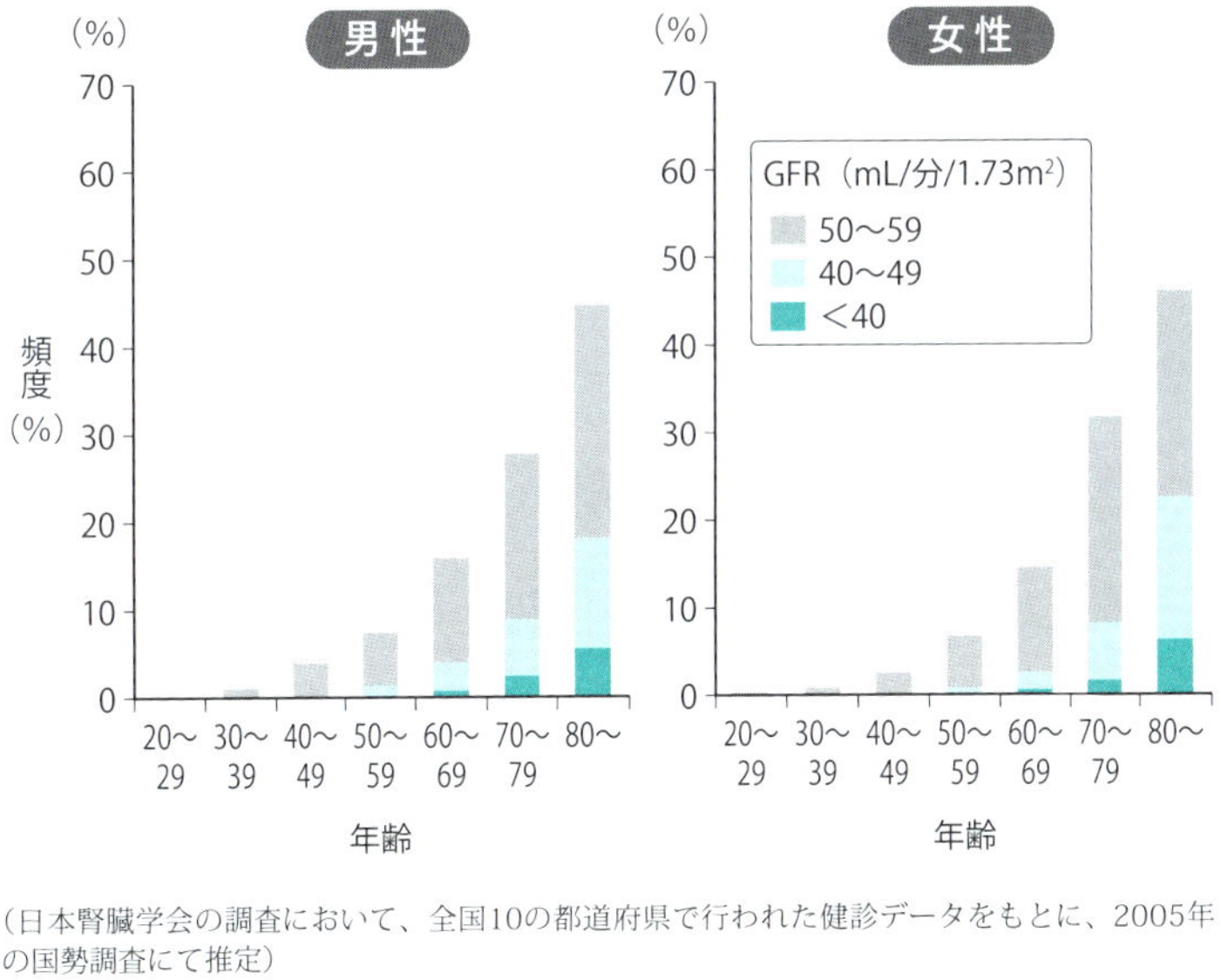

（日本腎臓学会の調査において、全国10の都道府県で行われた健診データをもとに、2005年の国勢調査にて推定）

8

CKDの自覚症状

初期には体調の変化や症状に気づきにくい

ＣＫＤは進行性の病気なので、早期に発見することが重要ですが、初期には自覚症状が少なく発見しにくいことが多いのが特徴です。

進行にともなって出現する代表的な症状は、「尿の異常」や「むくみ」です。これらの症状が起きた場合は、すぐにかかりつけ医を受診しましょう。

尿の異常

【尿が泡立つ】

異常がなくても、尿は濃くなると排尿中に泡立つことがあります。問題のない場合は、便器の中をみていると泡はすぐに消えます。しかし、毎回のように泡立って泡がなかなか消えない場合、泡が大きい場合には、尿にたんぱくがまざっている可能性があります。これがたんぱく尿の発見のきっかけになることもあるので、尿の泡立ちが続くときは一度受診して尿検査を受けてください。尿たんぱく検査が陰性なら心配はいりません。

【尿の色がおかしい】

尿の色が変化することもあります。紅茶色やコーラ色、赤褐色、ピンク色などは血尿の可能性があります。激しい運動をして多量の汗をかくと、尿が非常に濃くなって茶色っぽくなることがあります。また、激しく足裏を打ち付けるような運動（陸上競技や剣道など）をすると、足裏の血管内で赤血球が壊れて血尿がでる「行進性血尿」の可能性もあります。こうした運動もしていないのに濃い色の尿が出るのは、病気が隠れている可能性があります。おかしいと思ったらかかりつけ医を受診して、尿検査を受けましょう。

尿の色の異常に気づいたときは、可能であれば尿を採取してプラスティックの密閉できる容器に入れて、それを医療機関に持参して調べてもらうのがよいかもしれません。一時的な血尿では、受診時に尿が正常になることもあるので、病気を見逃してしまうおそれがあります。

【尿が濁る】

尿が白く濁るのは、感染を起こしている可能性があります。というのは感染を起こすと膿が出て、そのせいで濁るのです。白い紙コップなどに尿を採取してしばらく静かに置いておくと、濁ったものが下にたまります。これは細菌と戦った白血球の死骸がたまっているのです。また感染（膀胱炎、腎盂腎炎、前立腺炎など）がひどいと血尿も生じて、カフェオレのような色やピンクがかった牛乳のような色になることがあり、これは重症のサインです。静置していても沈殿せず濁りが消えない場合は、感染ではありません。寒いときには、尿中に溶けていたシュウ酸カルシウムなどが結晶化して濁ることもあります。シュウ酸カルシウムは結石の代表的な原因物質なので注意が必要です。

【多尿・頻尿・夜間尿】

1日の排尿量は1000～1500mLが普通ですが、尿量が多く3000mL以上のことを「多尿」といいます。尿の回数や時間帯に変化が現れることもあります。尿が近い、尿の回数が多いことを「頻尿」といいます。一般的には、朝起きてから就寝までの排尿回数が8回以上の場合を頻尿としています。これは実際の尿量が増えている場合とそうでない場合、すなわち毎回の尿は決して多くはないものの、またすぐに尿意を催す場合があります。前者の場合は糖尿病や水分の取りすぎ、尿崩症といって尿を濃くする抗利尿ホルモンという脳の下垂体という場所から出るホルモンに異常がある場合です。後者の場合は、男性ならば前立腺の肥大、炎症、がんなどの可能性もあり、女性なら膀胱炎や弛緩性膀胱などの可能性があります。

また、夜間に排尿のために起きなければならない症状を「夜間頻尿」といいます。通常は、睡眠中にはトイレに行くことはありません。もちろん寝る前にたくさん水分をとれば、夜中に尿意を催して目が覚めます。とくに水分をたくさんとった覚えはないのに、毎晩のように夜間尿がある場合には病気が隠れていることがあります。原因としては昼間から飲水が多く尿が頻回ならば糖尿病ですが、CKDで腎機能が低下するとこの夜間に尿量が多くなることが特徴的です。ただし、尿量は多くないのに回数のみが多くなる場合は前立線肥大や神経因性膀胱ということになります。毎回の尿が多く（200mL以上）出るか出ないか（100mL以下）がポイントです。

【乏尿】

乏尿は、1日の尿量が400mL以下の状態です。尿の量がこれぐらい少ないと、体内で生じた老廃物を完全に排出することができなくなり、体の中に蓄積します。これは「腎不全」など特殊な状態で起きる症状です。

ちなみに、尿がまったく出ない場合、出たとしても1日50mL以下の状態は「無尿」といいます。乏尿と無尿では、原因が異なることが多いため区別しています。

無尿の原因で、頻度が高いのは「尿閉」です。

尿意があるにもかかわらず、尿がまったく出ない状態を「尿閉」といいます。前立腺が腫れたり、がんによって尿の通り道がふさがってしまう状態です。通常、尿閉は膀胱が腫れて痛くつらいものですが、慢性化すると症状を訴えなくなる場合もあり、このために水腎症になって腎不全にいたる場合もあるので、高齢者とくに認知症を患っている人には注意が必要です。

むくみ

腎臓病の症状で、まず思い浮かぶのは「むくみ」だと思います。その通りなのですが、日常的なむくみは腎臓病でなくても起こります。もっとも多いのは、立ち仕事や座り仕事を長時間続けた場合のむくみです。足先の血液は重力に逆らって心臓まで戻らなければならないので、ふくらはぎの筋肉が収縮と弛緩を繰り返すことでポンプの作用をして、血液を心臓まで戻しています。長時間立ったままや座ったままではその働きが十分行えずに、夕方になると足の甲から脛までむくむことになります。このむくみはとりわけ女性に多く、通常は横になって足を心臓の高さに持ってくれば解消します。

ここまでは病気ではないのですが、こうした状態が長期化すると下肢の静脈の中に血の塊（血栓）ができたり、血液の逆流を防ぐ静脈の弁の働きが悪くなることで、横になっても改善しないむくみへと発展します。こうなると、つくられた血栓が肺に飛んで肺梗塞という大変危険な病気を起こすことになります（エコノミークラス症候群として有名です）。

これらは局所的なむくみですが、腎臓病で起きるのは全身のむくみです。腎臓病でむくむ場合は、原因は次のように考えられます。

まずは、尿にたんぱくがもれて、血液中のたんぱく（とくにアルブミン）が減っている場合です。尿に1日3・5g以上のたんぱくがもれるとむくみが生じ、これを「ネフローゼ」と呼びます。その原因は数種の糸球体腎炎や糖尿病です。

次に腎機能の低下によるむくみですが、eGFRがおおよそ30mL／分／1・73㎡以下になると塩分が体内に貯留しやすくなりむくむようになってきますが、これが原因でむくむ場合は多くはCKDの最後のステージで15mL／分／1・73㎡以下です。

このほか、急性糸球体腎炎によるむくみはよく顔面に現れますが、これは炎症物質によって毛細血管から血液の成分がもれやすくなるために起きるむくみです。こうした腎臓病によるむくみはやはり下肢に出やすいですが、ひどくなると手や顔面もむくみます。ネフローゼではひどくなると腹水もたまり、男性では陰嚢までむくむ場合があります。

むくみがひどくなると心臓で十分に血液を送り出せなくなります。すなわち心不全です。CKDによる心不全や心臓病そのものによる心不全があります。こうなるとむくむだけでなく、歩いたり、階段を上ったりすると息が切れたり、息苦しくて横になれなくなります。

こうした全身性のむくみは肝硬変でも起きますが、往々にしてこうした心臓病や肝臓病とCKDがいっしょに起きる場合があります。

同じように体重が増加したとしても、むくみと肥満では中身が大きく異なります。むくみは体内の水分が異常に増加した状態で、肥満は脂肪分が増えることです。これを区別するには、脚のすねを5秒以上軽く押してみましょう。へこみができれば、むくみです。肥満では、このようなへこみはできません。

一番正確なむくみの診断法は朝と夕のいずれも食事前に体重を測ることです。正常では体重変化が１kg前後あります。これ以上、半日で体重が変化すればそれはむくみと考えられます。腎臓病でむくんでいくと、しだいに体重は戻らなくなり、増えていきます。これは肥満とは異なります。

むくみの原因には、ほかにも甲状腺機能低下症などのホルモン異常や特発性浮腫など多くあります。症状が続くときは、専門医の診断を受けることが大切です。

ＣＫＤの進行とともに現れる症状

腎機能の低下が進んでＣＫＤが進行すると、全身にさまざまな症状が現れてきます。「貧血」、それにともなって起きる「だるさ」や「倦怠感」、さらに腎機能が低下すると「かゆみ」「頭痛」「食欲低下」「呼吸困難」などが現れることもあります。こうした症状が出現する前に腎臓の異常を発見して、治療を受けることが大切です。

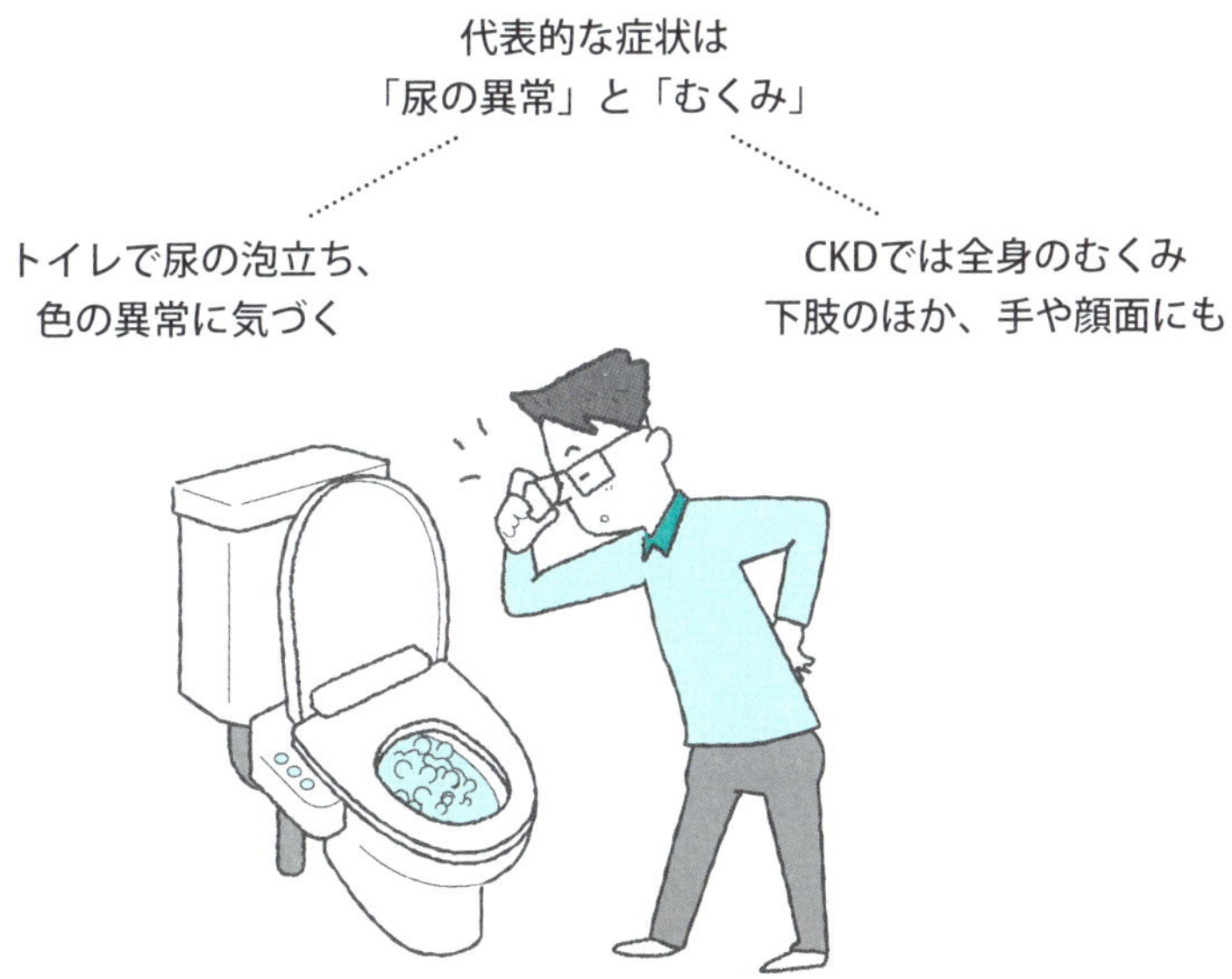
代表的な症状は
「尿の異常」と「むくみ」
トイレで尿の泡立ち、
色の異常に気づく
CKDでは全身のむくみ
下肢のほか、手や顔面にも

9

CKDの検査①

尿検査でたんぱく尿、血尿をチェック

腎臓病のほとんどは尿の異常をともないます。そのほかの自覚症状は少ないので、腎臓病の早期発見には尿検査がとくに重要です。

一般に、健康診断で行われる検尿では、検査の際にトイレでとる「随時尿」を調べます。ただし、小児や若年者で起立性たんぱく尿（病気ではない）が疑われる場合には、朝起きてすぐにとる「早朝第1尿」を調べます。1日の最初の尿を調べるのは、横になった状態での尿にたんぱくが出ているかを調べるためです。

このほか、1日分の尿をためる「24時間蓄尿」という検査もあります。ただし、「尿沈渣」を調べるには新鮮な尿が必要なので、必ず検査の直前に排尿して取る必要があります。女性は、生理中は尿検査をさけるのが原則です。

採取した尿は、試験紙や遠心分離機を用いて、尿の中にあるたんぱくや赤血球、白血球などの成分の有無や濃度を調べます。

たんぱく尿

尿中にたんぱくが出ている状態を「たんぱく尿」といいます。腎臓に流れ込んできた血液は、糸球体でろ過されます。血液中のたんぱく質などの大きい物質は、通常は糸球体を通り抜けることはできません。通り抜けることができたとしても、それに続く尿細管という管を通過している間にたんぱく質は血液中に戻されるため、正常な状態では尿に出る量はごくわずかです。

しかし、糸球体に何らかの障害が起きていると、多量のたんぱく質が通り抜けてしまうことがあり、尿細管の再吸収が間に合わずに、尿にたんぱくが出てくることがあります。これが「たんぱく尿」です。つまり、たんぱく尿は糸球体に異常が起きていることを示しています。

健康診断などでたんぱく尿が陽性（＋、1プラス以上）の場合は、かかりつけ医を受診して問診や身体診察などを受け、もう一度尿検査を受けます。この再検査で問題がなければ、翌年また健康診断を受けてください。しかし、再検査でも陽性（＋、1プラス以上）の場合は、腎臓内科を受診してさらにくわしい検査を受ける必要があります。

また、たんぱく尿が出ているときは、1日にどのくらいのたんぱくが出ているかを調べる必要があります。尿たんぱく量を正確に測るには、従来は1日分の尿をためて尿中たんぱくを測定する「尿たんぱく定量検査」を行っていました。現在は随時尿を取って、たんぱくとクレアチニンを同時に測定して、その比を求める「尿たんぱく／クレアチニン比」が行われるようになりました。「尿たんぱく／クレアチニン比」は「尿たんぱく定量検査」とほぼ同じ値を示しますので、1日分の尿を蓄尿する必要はなく簡便です。

この尿たんぱくをもっと正確に測定する方法が、「尿アルブミン定量検査」です。実は尿中にはいろいろな種類のたんぱく質がもれ出ていますが、そのなかで糸球体の異常で出るたんぱく質、すなわちＣＫＤの目印となるたんぱく質は「アルブミン」です。このアルブミンの測定はかなり微量なものまで測れるので、早期の異常の発見にとても有用です。この検査はすべてのＣＫＤの原因となる腎臓病に利用可能なのですが、現状では糖尿病の患者さん以外の方には保険が適応されません。国際標準の検査であり、ＣＫＤの早期発見にとても有用な検査なので残念なことです。

血尿

尿に多量の血液が混じると、尿は紅茶色や赤褐色、ピンク色、ひどいときは血の色にみえることもあります。これを「肉眼的血尿」といいます。また、色が変化していなくても試験紙に血液の反応が出ることがあり、これを「尿潜血」といいます。

血尿の原因はさまざまです。腎臓の糸球体で血液がろ過されて原尿がつくられるときに、糸球体に障害があると出血して血尿が出ることがあります。急性の腎障害が起きたときには尿細管から血液がもれることがあり、尿の通り道である腎盂、尿管、膀胱、尿道などに出血を起こすような病気があれば、血が混じることがあります。

また、生理中の女性は、尿を採取するときに月経血が混じることがあります。このような場合は、月経血に含まれるたんぱくも混ざることになり、尿たんぱくも陽性になることがあります。このようなことをさけるために、生理中は尿検査を控えるのが原則です。

健康診断などで血尿が陽性（＋、１プラス以上）の場合は、かかりつけ医を受診して問診や身体診察などを受け、もう一度尿検査を受けます。再検査でも陽性（＋）の場合は、さらにくわしい検査が必要です。とくに40歳以上、喫煙者、家族にがんにかかった人が多いなど、リスクが高い人は必ずがんの可能性を念頭において、精密検査を受ける必要があります。これを繰り返して３年以上がんが見つからない場合は、安心してよいと思います。

血尿の場合は、腎臓内科に行けばよいのか、泌尿器科に行けばよいのか、判断に困ることもあります。血尿だけのときは、まずは泌尿器科を受診してがんや結石などがないかを調べ、それらがなければ腎臓内科を受診するとよいでしょう。血尿だけでなく、たんぱく尿もいっしょに出ているときは、最初から腎臓内科を受診してください。尿検査の異常に関しては、一般の内科医で適切な判断をされる先生は、残念ながら多いとはいえません。

尿糖

尿中のブドウ糖を調べます。ブドウ糖は糸球体を通り抜けて原尿に出てきても、ほとんどは尿細管で体内に再吸収されます。そのため、健康な人では尿中にブドウ糖は出てきませんが、血糖値が１６０～１８０㎎／dLに上がると、尿細管の再吸収能力を越えるため、尿中にブドウ糖がもれてきます。陽性の場合は、糖尿病が進んでいる可能性

尿検査　……試験紙や遠心分離機を用いて尿中の「たんぱく」「赤血球」「白血球」「糖」などをチェック！

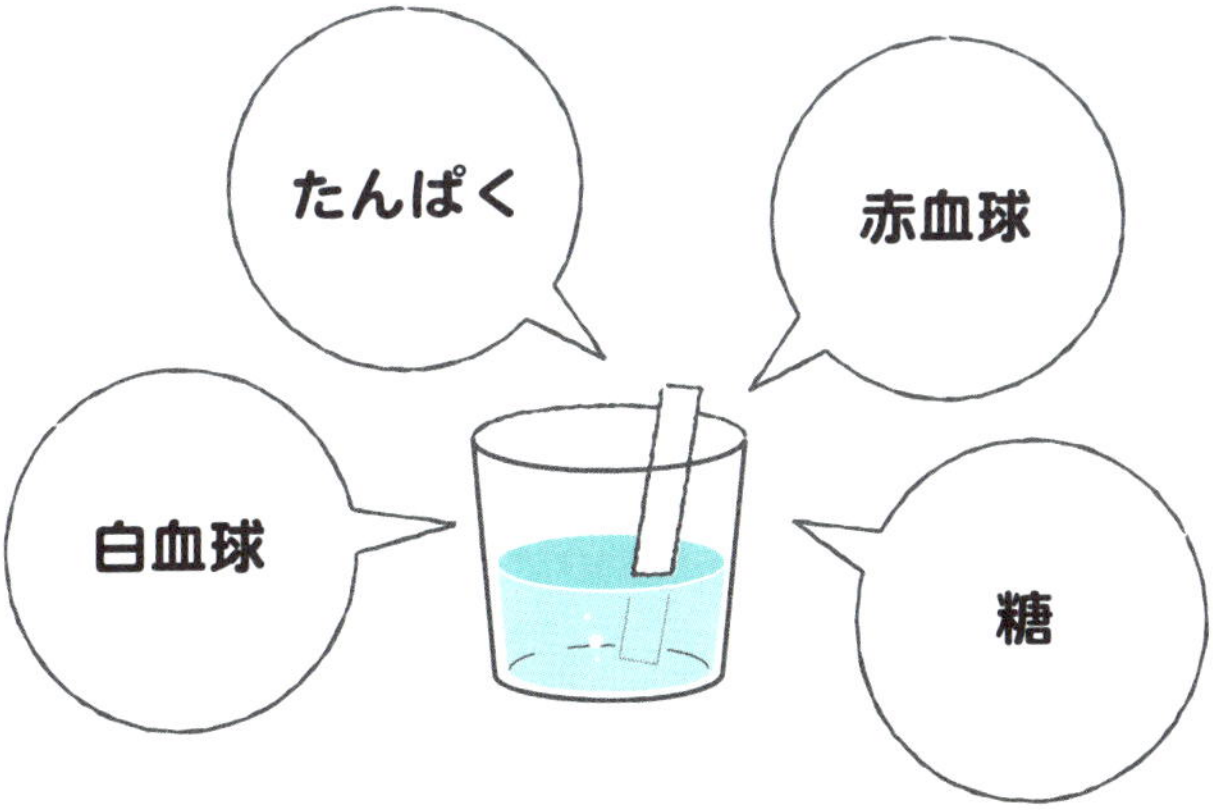

が高いのでかかりつけ医に相談します。
ちなみに血糖値が高くないにもかかわらず尿糖が出る「腎性尿糖」という尿細管の異常がありますが、異常がこれだけならば治療は不要です。また、最近ではこのブドウ糖の再吸収を抑えることで尿に糖を多く排泄させる糖尿病の薬（ＳＧＬＴ２阻害薬）が使われるようになっていて、服用中は薬の作用で尿糖が増えます。この薬は肥満にもある程度効果的です。

尿沈渣

尿沈渣は、尿を遠心分離器にかけて沈殿する固形成分を顕微鏡で調べる検査です。試験紙を用いた尿検査では、異常が発見されてもどこに障害が起きているかはわかりません。尿沈渣は多くの情報が得られ、異常が起きている部位や原因の予測に役立ちます。

赤血球、白血球、たんぱく質が固形化した円柱、細胞の死骸、細菌などを顕微鏡で観察し、病気を推測します。最近はコンピュータでこれらの尿沈渣を分析する装置も普及しています。

【赤血球】
尿沈渣の中に赤血球が確認されると、腎臓や泌尿器の病気で出血が起きていると考えられます。赤血球の大きさや形がふぞろいの場合は、糸球体から赤血球がもれている可能性が高く、腎臓病が疑われます。形や大きさがそろっている場合には、尿路系の前立腺や膀胱、尿道などからの出血が考えられます。また円柱の中に赤血球が含まれていれば、円柱をつくる尿細管の上流の糸球体から血液がもれていることになり、これも糸球体からの出血と考えられます。

【白血球】

通常よりも白血球が増えていないかを調べます。細菌などで感染症が起きていると好中球が、アレルギーでは好酸球という白血球が増えます。これらの量が多いと尿が白く濁るようになります。

【円柱】

円柱は尿細管を鋳型のようにして、そこにたんぱく質が長く留まって固形化したものです。円柱が尿に出てくるということは、尿が停滞していることを表すとともに、糸球体や尿細管に何らかの異常があることを示します。この円柱に赤血球や白血球（顆粒球）などが包み込まれていることがあり、腎臓病の診断に有用です。

【細菌】

尿中の細菌の種類や数を調べます。細菌が多数認められ白血球も多い場合は、膀胱炎、腎盂腎炎などの尿路や腎臓の感染症が疑われます。糖尿病のコントロールの悪い人ではこの感染がひどくなって敗血症を起こすことも稀ではありません。

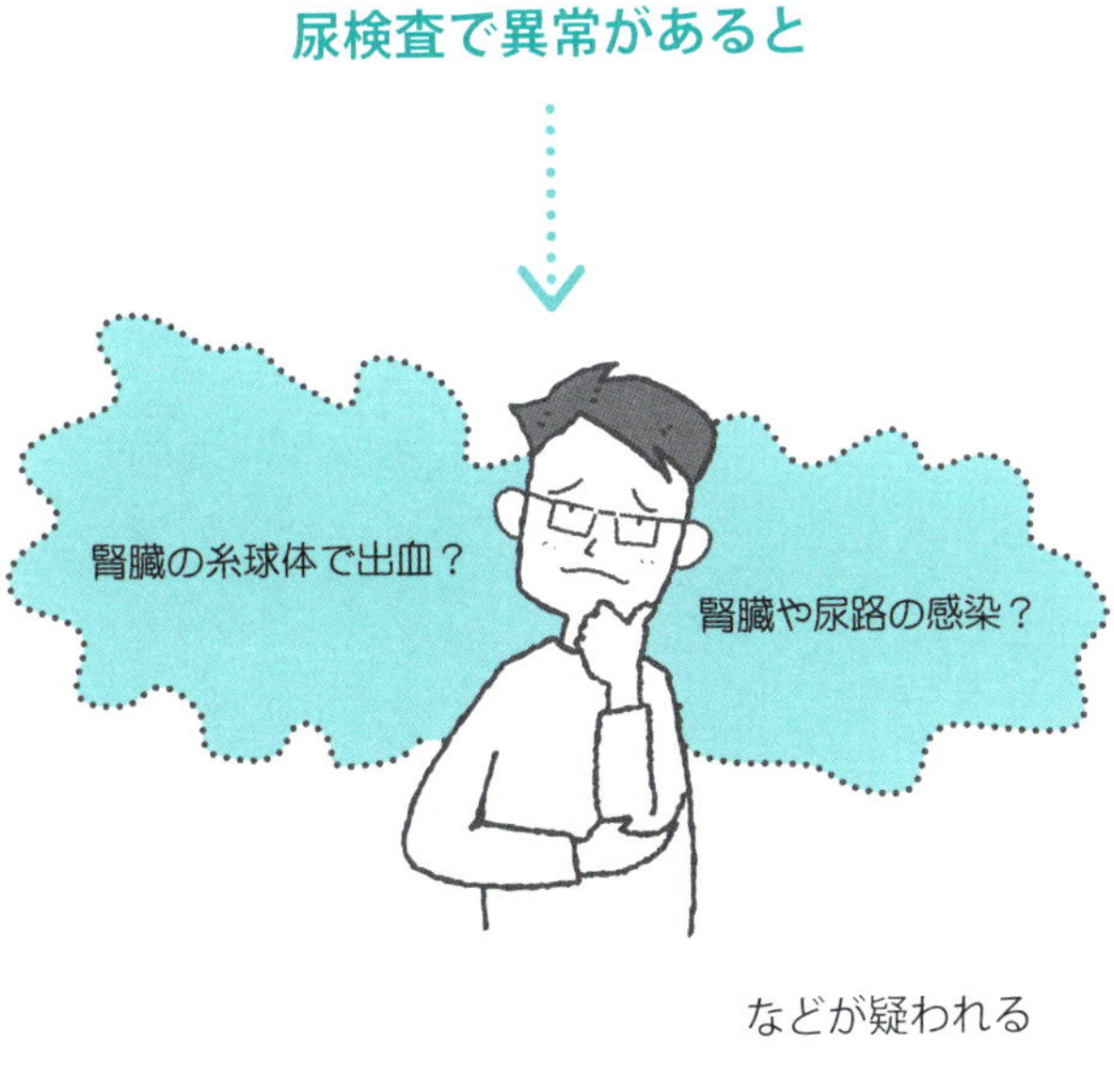
尿検査で異常があると
腎臓の糸球体で出血？
腎臓や尿路の感染？
などが疑われる

10 CKDの検査②

血液検査で重要な項目は「血清クレアチニン値」

腎臓は血液中の老廃物をろ過して尿中に排出しています。この腎臓の働きが低下すると、不要な物質が血液中に増えてくるので、その量を測れば腎機能を推測できます。

血液検査の中で、腎機能の低下を推測するためにもっとも重要な項目とされるのが「血清クレアチニン値」です。この血清クレアチニン値をもとに計算して求めた「eGFR（推算糸球体ろ過量）」が、腎機能の評価に用いられます。

血清クレアチニン値

(Crと略すことが多い)

クレアチニンは、筋肉が収縮するときに筋肉たんぱく質の「クレアチン」が分解されてできる老廃物です。筋肉の量が変わらない限り、クレアチニンの産生量はほとんど変化しません。健康なときは腎臓でろ過されて尿中にすべて排出されますが、腎機能が低下してくるとうまく排出できなくなり血液中に残ってしまうため、腎機能のよい指標となります。

血液中のクレアチニン含有量を測定したものが、血清クレアチニン値です。この値は筋肉量で決まるので女性より男性が、そして年齢が若いほど筋肉量は多いので正常値が高くなります。このため、これまで正常値として示されてきた血清クレアチニン値の範囲は不正確なため、最近では必ずeGFRを計算して、年齢や性別ごとに正確な腎機能を検査データに同時に表記します。

血清尿素窒素値
（BUNと略す）

血清尿素窒素値（BUN）は、以前から使われている腎機能の指標です。これは体内のすべてのたんぱく質が分解された老廃物で、やはり腎機能が低下すると血液中に増加するので、腎機能の指標になります。またクレアチニンと並んで代表的な「尿毒素」であり、この血液中の濃度が高くなると尿毒症を引き起こします。透析療法の効率を調べるのにも用いられる値です。ただBUNはクレアチニンと異なり年齢性別にはそれほど影響されませんが、体内で増加するような異常が発生すると、腎機能による変動幅を超えて血液中に増加するので、腎機能の評価としてはクレアチン値ほど正確ではありません。腎機能低下以外でBUNが増加するのは、消化管に出血がある場合（出血により腸から尿素窒素の吸収が増えます）、栄養不足で筋肉が減ってしまう場合、脱水症の場合が考えられます。

GFR
（糸球体ろ過量）

腎機能を示す基本的な指標が、「糸球体ろ過量（GFR）」です。GFRは、すべての糸球体が1分間に血液をろ過してつくれる原尿の量を表しています。GFRを直接測定することは簡単ではないので、以下のような方法で求めて指標にします。

【eGFR（推算糸球体濾過量）】

GFRを直接測定することは簡単ではないので、血清クリアチニン値をもとに性別と年齢を入れ、体表面積で補正する計算式で「推算糸球体ろ過量（eGFR）」を計算して、腎機能を判断します。「推算」という名称からもわかるように、実際のGFRとは若干の誤差はありますが、CK

D診断の指標としては十分に役立ちます。「腎臓ネット」(206ページ参照)上で計算することができます。

ただし、クレアチニンは筋肉量により個人差が大きいので、体が極端に小さかったり高度なやせがあったり、逆に体格が大きく通常よりも筋肉量が多い場合には、正確に算出できないことがあります。そこで、「シスタチンC」という物質を利用する検査が考え出されました。シスタチンCは、年齢、性別、筋肉量や運動による影響がクレアチニンよりも少なく、腎機能の低下に比較的敏感に反応するため、腎障害の早期発見にも有用とみられています。

【イヌリンクリアランス】

GFRをもっとも正確に表す指標は、「イヌリンクリアランス」です。イヌリンは植物由来の物質で、体内で変化せず、すべて糸球体でろ過されて尿中に排出されます。この性質を利用して、点滴で投与して尿中に排泄される量を調べます。クレアチニンのように、筋肉量で変化したり、尿細管で再吸収されるなど、結果を左右する要素はほとんどありません。そのため、イヌリンクリアランスで測定した値は正確なGFRであり、ゴールデンスタンダードとなっています。日本ではeGFR式を作成するためにイヌリンとその自動分析機での測定をメーカーに依頼して実現したことから、通常診療でも使用できるようになったという経緯があります。

ただし、イヌリンクリアランスは次のクレアチニンクリアランスと同様に検査に時間と手間がかかるので、腎移植の際など正確にドナーの腎機能を調べる必要のあるときに用いられます。

【クレアチニンクリアランス】

eGFRが考案されるまでは、もっとも使われていた方法です。クレアチニンクリアランスは、イヌリンクリアランス同様に30分ごとに採尿と採血を2、３回行って計算する方法と24時間蓄尿で計算する方法があります。ただし、クレアチンは尿細管からも尿中に排泄されるためにＧＦＲの計算法としては正確（20％程度過大評価する）とはいえません。

実際には、クレアチニンクリアランスを実測でなく血清クレアチニン値と年齢、体重、性別から推算するCockcroft-Gault式が多く使われていきます。これまで薬剤の投与量を決めるために使われてきた方法なので、多くの薬剤の腎機能による投与量の決定にはこの推算式が用いられます。

このほかの項目

【血糖・HbA1c】

血糖値とHbA1c（ヘモグロビン・エーワンシー）は、糖尿病性腎症を起こす糖尿病の診断や経過観察に欠かせません。

【尿酸】

血液中の尿酸値が高いと高尿酸血症となり痛風発作を起こしますが、腎臓にも障害を起こします。ただ尿酸は体内にあって必ずしも老廃物ではなく、強い抗酸化作用を有します。このため、血中に低すぎても臓器障害を起こすことが知られています。

【電解質】

血液中の電解質（ナトリウム、カリウム、カルシウム、リン、マグネシウム、亜鉛など）の量を測定します。いずれも腎機能が低下した際の重要な指標になります。

11

CKDの検査③

画像検査で腎機能が低下した原因を調べます

尿検査やGFRでCKDと診断された場合は、原因疾患を調べるために画像検査を行います。超音波検査、エックス線検査、CTなどが行われます。

【超音波検査】

患部に近いところにプローブ（探触子）をあて、超音波によって腎臓の断面を映し出す検査です。痛みもなく簡単に行えるうえに、放射線を浴びる心配もないので妊娠中でも可能です。

腎臓の位置、形、大きさ、内部のようす、腫瘍や嚢胞、結石の有無などがわかります。とくに尿路が途絶えるために起きる水腎症や腎動脈狭窄、腎動静脈奇形などの血管異常、嚢胞や膿のたまった膿瘍、腎がんなどを調べるのに効果的です。腎臓の大きさを計算して、慢性の腎障害と急性の腎障害の判別や、「腎硬化症」の診断にも有用です。簡便でとても有用な検査法です。

【単純腹部エックス線検査】

造影剤を使わないエックス線検査では、腎臓、尿管、膀胱などの写真（KUBと呼びます）を撮ります。それぞれの臓器の位置、形、大きさ、尿管結石の有無がわかります。ただしX線を透過する尿酸結石などは映らないので注意が必要です。

【CT（コンピュータ断層撮影法）】

エックス線を使って体の断面を撮影しコン

ピュータで画像処理をして、体内の臓器を輪切りにした状態で観察できる検査です。腎臓だけでなく血管やほとんどの周辺臓器の異常がわかり、もっとも有用性のある検査です。腎臓では、「嚢胞腎」や「腎腫瘍」などの診断に役立ちます。

腫瘍や膿瘍の場合は造影剤を用いて行うＣＴ検査が行われます。ただし腎機能低下や腎障害があると、造影剤によって急性腎障害を起こしやすいので注意が必要です。

【経静脈性腎盂造影】

造影剤を静脈注射して、造影剤が腎臓から腎盂に集まり、尿管に流れていくようすをエックス線で撮影する検査です。造影剤を注入後、時間を追って何枚かのエックス線写真を撮ることによって、腎盂から尿管への尿の流れ方をみることで、狭窄箇所を発見するのに有用です。最近はＣＴ検査や超音波検査の普及により、使用頻度が減っています。

【腎血管造影法】

大腿部の動脈からカテーテルを挿入し、腎動脈に造影剤を直接入れてエックス線撮影を行います。腎臓に流れ込む腎動脈の狭窄の有無、腎臓内の腫瘍や血管の異常を調べることができます。

【腎シンチグラム・レノグラム】

レノグラムは放射性同位元素を注射して腎臓から排泄される経過を記録し、腎血流量とＧＦＲを左右別々に測定する方法です。腎動脈が詰まって起きる腎梗塞の診断に用います。また集積を撮影するシンチグラムは腎腫瘍の診断に有用です。

12

CKDの検査④
組織の一部を採取する「腎生検」で精密検査

「腎生検」は、腎臓の組織の一部を採取して顕微鏡で調べる精密検査です。組織を実際に観察するとさまざまな情報が得られ、CKDの原因を正確に知ることができ、かつ重症度と予後の推定に役立ち、治療法の選択を行えます。

通常は、尿たんぱくが持続的に出ている人、急速に腎機能が低下している人、腎機能に障害があってその原因が不明の人などが対象となります。免疫抑制療法などリスクもともなう治療の是非を決めるために、腎生検が必須とされる場合がほとんどです。

検査を受けるときはうつ伏せになり、背中に局所麻酔をして、腎臓を超音波で観察しながら細い針を刺して組織を採取します。これを「超音波ガイド下腎生検」といい、現在はほとんどがこの方法です。ほかにも腹部を小さく切開して、メスで腎臓の組織の一部を採取する「開放性腎生検」や、内視鏡を使った「腹腔鏡下腎生検」も行われますが、これらは全身麻酔が必要となるので、特殊な場合に限られます。

この検査では、出血する危険性（副作用）があります。腎臓は細い血管が密集しているので、組織を採取するときに必ず出血します。止血を完全に行うためには、検査後は翌朝までベッド上で絶対安静を保つ必要があります。翌朝以降も最低3日間は入院して安静に努めるほか、退院後も1週間程度は静かに生活することをお願いしています。

出血が多いと腹痛や背部痛を起こすことがあり、この場合は速やかに穿刺部を圧迫して安静を保ちます。こうしたことから、血が止まりにくい人や安静の指示が守れない人には行うことができません。また、すでにある程度腎機能が低下している場合は、治療の効果が期待できないので、急性でない限り腎生検は行いません。私はこれまでに数多くこの検査を行ってきましたが、危険性がこの検査によって得られる利益を上回ったことは一度もありません。ただし、熟練した専門医が行うか、その指導下で行うことが大事です。

尿検査や血液検査、画像検査などによって腎臓のことはある程度はわかりますが、とくに糸球体腎炎を疑う場合は、腎生検を行わなければ正確な情報を得ることはできません。逆に、腎生検を受ければ、たんぱく尿や血尿が腎臓の病気によるものかどうかを確認できます。また、腎臓に病変があれば、病変のできた部位、活動性の高さ、進行の程度、悪化の危険性などを含め、画像検査ではわからない尿細管や糸球体の状態がわかります。

腎生検とその診断にはある程度の熟練が必要です。腎生検とその診断を日常的に行える腎臓内科は、高度の診療技術を有していると判断できます。腎臓専門医から腎生検の必要性を説明されたときは、診断に欠かせない重要な検査ととらえて、積極的に受けるようにしましょう。

IgA腎症の腎生検の病理写真

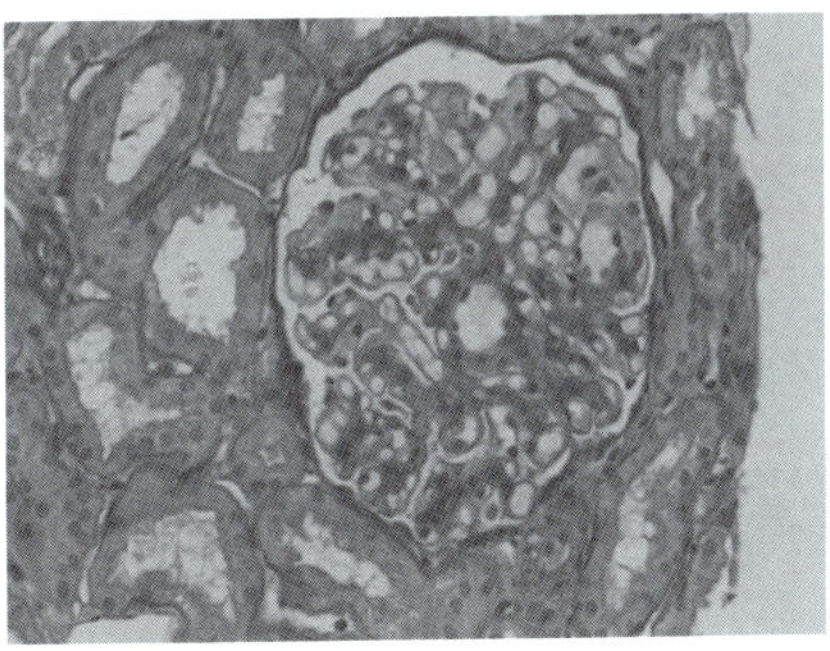

糸球体に異常が見られます

13

CKDの診断

「尿たんぱく」と「血清クレアチニン値」で診断がつきます

ＣＫＤのほとんどは、尿検査で「尿たんぱく」を調べ、血液検査で「血清クレアチニン値」を調べることによって診断がつきます。

尿検査で尿たんぱくが陽性ということは、腎臓の糸球体に異常があるために、糸球体から尿中にたんぱくがもれ出ていることを意味しています。また、血清クレアチニン値からは、腎機能の指標である「糸球体ろ過量（ＧＦＲ）」を算出しこれが60mL／分／1・73㎡未満なら、腎機能が低下していることを意味しています。

ＧＦＲは、腎臓の糸球体が1分間にどれくらいの量の血液をろ過して、原尿をつくれるかを表したものです。血清クレアチニン値、年齢・性別により計算されたＧＦＲを、とくに「ｅＧＦＲ（推算ＧＦＲ）」といいます。現在、腎機能の診断や評価にもっともよく使われているのが、このｅＧＦＲです。

尿検査か画像検査のどちらかに異常がある場合、または（もしくは同時に）ｅＧＦＲが60mL／分／1・73㎡未満の場合、これらがいずれも3カ月間以上続いていれば、ＣＫＤと診断されます。

一般的な健康診断や人間ドックには、これらの検査が含まれています。ただ、メタボリックシンドローム対策に主眼をおいている「特定健診」では、自治体によっては血清クレアチニン検査が含まれていないことがあり、ＣＫＤが見過ごされる危険があります。

　また、CKDの危険因子には、高血圧、糖尿病、メタボリックシンドローム、肥満、脂質異常症、喫煙、加齢などがあります。複数の危険因子があてはまる場合は、ことにCKDへの注意が必要です。

　家族に腎臓病の病気がある人がいる場合も、注意が必要です。CKDの原因疾患によっては、遺伝する場合もあります。また、CKDになりやすい体質が遺伝することもあります。家族に腎臓病の人がいるときは、「尿たんぱく」と「血清クレアチニン値」を注意深く見守って、早期発見を心がけることが大切です。

　ちなみに、家族性に遺伝する病気でもっとも多いのは常染色体優性遺伝多発性嚢胞腎です。ほかにも難聴と血尿が特徴的で30歳までには末期腎不全にいたることが多いアルポート症候群や、まれですがファブリ病も原因となります。

CKDの定義

①尿異常、画像診断、血液、病理での腎障害の存在が明らか。特に0.15g/gCr以上の蛋白尿（30mg/gCr以上のアルブミン尿）の存在が重要

②GFR＜60mL/分/1.73m^2

①、②のいずれか、または両方が3カ月以上持続する

14

CKDの重症度分類

糸球体ろ過量（GFR）と尿たんぱくで総合的に評価します

CKDの重症度分類は、2012年に国際的腎臓病ガイドライン機構であるKDIGOにより新しくなり、日本腎臓学会でも採用しました。それまでは、腎機能の指標となる推算糸球体ろ過量（eGFR）だけで、CKDの重症度を5段階に分けていました。新しい重症度分類では、eGFRだけでなく、腎臓の障害されている程度の指標として尿たんぱくを加え、糖尿病がある場合は尿アルブミンを用いて、重症度を総合的に評価するようになりました。

このように変更されたのは、GFRが同じレベルであっても、尿たんぱくの程度によって透析導入や心血管疾患による死亡のリスクが異なるからです。そこで、GFRと尿たんぱくを総合的に評価することになりました。

新しい重症度分類では、縦軸に腎機能を置いています。GFRのレベルによって、90以上を「G1」、60～89を「G2」、45～59を「G3a」、30～44を「G3b」、15～29を「G4」、15未満を「G5」という6段階に分けています。

かつての重症度分類では30～59を「G3」としていましたが、59と30では実際の重症度がかけ離れてしまうことと、45を境に急にさまざまなリスクが高まることがその後の研究で判明したため、45を境に、G3aとG3bの2つに分割されました。

「G3a」には腎臓の障害はないものの、加齢によって腎機能が低下した人たちが多く含まれます。そういう人たちと、GFRが45未満に低下した「G3b」の人とでは、末期腎不全のリスクが異なるため、より実情に近い分類になっています。

横軸に置かれているのは尿たんぱくで、腎臓の糸球体障害の程度を表します。尿たんぱくの検査結果によって、正常（－）か0.15g／日未満なら「A1」、軽度たんぱく尿（1＋）か0.15～0.49g／日なら「A2」、高度たんぱく尿（2＋）か0.50g／日以上なら「A3」という3段階に分かれています。実際には2g／日以上になるとさらに重症度が上がりますが、複雑になりすぎるためにこの3段階評価となっています。

縦軸の腎機能と、横軸の尿たんぱくに、それぞれの検査数値をあてはめて、交わったところがCKDの「重症度」です。表中の「G1A1」と「G2A1」はCKDとは診断されません。それ以外の部分がCKDであり、GFRと尿たんぱくのレベルを総合的に見て、心血管疾患や末期腎不全のリスクが評価されます。この図はヒートマップと呼んで、万国共通の色分けになっており、緑は安全、黄色は注意、赤は危険となっています。

CKDの重症度分類

原疾患		蛋白尿区分		A1	A2	A3
糖尿病		尿アルブミン定量 (mg/日) 尿アルブミン/Cr比 (mg/gCr)		正常	微量アルブミン尿	顕性アルブミン尿
				30未満	30～299	300以上
高血圧 腎炎 多発性嚢胞腎 移植腎 不明 その他		尿蛋白定量 (g/日) 尿蛋白/Cr比 (g/gCr)		正常	軽度蛋白尿	高度蛋白尿
				0.15未満	0.15～0.49	0.50以上
GFR区分 (mL/分/1.73m²)	G1	正常または高値	≧90			
	G2	正常または軽度低下	60～89			
	G3a	軽度～中等度低下	45～59			
	G3b	中等度～高度低下	30～44			
	G4	高度低下	15～29			
	G5	末期腎不全（ESKD）	＜15			

重症度は原疾患・GFR区分・蛋白尿区分を合わせたステージにより評価する。CKDの重症度は死亡、末期腎不全、心血管死亡発症のリスクを緑□のステージを基準に、黄□、オレンジ□、赤□の順にステージが上昇するほどリスクは上昇する。

（KDIGO CKD guideline 2012を日本人用に改変）

CKDの原因になる病気はさまざまです

CKDは腎機能の低下などが慢性的に続く病気の総称で、原因となる病気はさまざまです。もとになる病気のことを「原因疾患」といいます。

CKDの原因疾患については、はっきりとした統計はありません。それに準ずるものとして、日本透析医学会が実施している「わが国の慢性透析療法の現況（2012年）」によると、透析療法を導入した原因疾患でもっとも多いのは「糖尿病性腎症」で、全体の約45％を占めます。2番目は「慢性糸球体腎炎」で、3番目は「腎硬化症」です。

末期腎不全になって透析を導入する原因疾患は、以前は慢性糸球体腎炎がもっとも多かったのですが、1997年以降は糖尿病性腎症になりました。これは、慢性糸球体腎炎は経過がさまざまで必ずしも悪化するとは限らないのに対し、糖尿病性腎症は進行するとかなり高い確率で慢性腎不全にいたる人が多いことが影響しています。

原因疾患によって、CKD患者さんの病気の特徴はそれぞれ異なります。

糖尿病性腎症や腎硬化症は、背景に糖尿病や高血圧などの生活習慣病があります。CKD患者さんには、糖尿病、高血圧、脂質異常症、痛風といった生活習慣病のある人が多くみられます。いずれも予防が可能な病気であることはいうまでもありません。

腎硬化症は進行がゆっくりとした「良性腎硬化症」は高齢者に多く、適切な治療で進行を防ぐことはそれほど難しくありません。しかしながら重症の高血圧によって比較的若年者に起きる「悪性腎硬化症」は進行が早いだけでなく、網膜出血や脳出血などを合併することが多くとても危険な病気です。

糖尿病性腎症は、２型糖尿病であればその発病から通常10年以上かけて起きてくるのですが、いったん発病すると（アルブミン尿が始まる）進行を止められず、ほかの網膜症や神経障害なども併発して重症化することが多い病気です。

慢性糸球体腎炎はひとつの病気ではなく、さまざまな病気の総称です。数週間で急速に悪くなるものもありますが、ほとんどは年単位で悪化してくるので治療をするチャンスに比較的恵まれています。そのなかで日本人にもっとも多いのは「IgA（アイジーエー）腎症」で、免疫を司るたんぱくのIgAが変質して糸球体に沈着することによって起きる病気で、慢性糸球体腎炎の約半数を占めています。

このほかにも、ＣＫＤの原因となる病気として痛風腎や遺伝性の常染色体優性遺伝多発性嚢胞腎、アルポート症候群、ファブリ病などがあります。

ＣＫＤの治療で重要なことは、原因疾患を明らかにしてそれに対する「個別の治療」と、並行してたんぱく尿の程度やＧＦＲの状態なども十分に考えながら腎臓にやさしい環境を整える「慢性腎臓病に共通した治療」を同時に行っていくことです。両面から治療に取り組むことが大切です。

16

CKDの原因疾患①

「糖尿病性腎症」は透析導入の原因疾患第1位

「糖尿病性腎症」は糖尿病の合併症のひとつで、進行して腎臓が機能しなくなると透析療法が必要になります。現在、透析を導入する原因疾患の第1位です。

糖尿病は、血液中のブドウ糖（血糖）の濃度が高い状態が続く病気です。血糖の高い状態が10年以上続くと、全身の血管、とくに毛細血管に障害が起きてきます。腎臓の糸球体は毛細血管のかたまりのような組織で、その血管が障害されて起きるのが糖尿病性腎症です。

糖尿病の合併症はこのほかにも、目の網膜にある動脈が障害される「糖尿病性網膜症」や、おもに手足の血管や神経が障害される「糖尿病性神経障害」などがあり、糖尿病性腎症とあわせて「糖尿病の三大合併症」と呼ばれています。

糖尿病性腎症は、進行すると尿たんぱくが多く出ることによりネフローゼ症候群が起きる場合が多いのも特徴です。進行する前に「微量アルブミン尿検査」（53ページ参照）を3カ月に1回は受けて、早期の診断につなげることが大切です。

また、糖尿病性腎症は、糖尿病性網膜症と並行して発症・進行することが知られています。腎臓の糸球体の血管のようすは、腎生検を行わない限り直接観察することはできませんが、網膜の血管は「眼底検査」によって観察できます。その状態から、糸球体の血管の変化も推測することができるので、糖尿病のある人は少なくとも年に1回は眼科を受診することをすすめています。

糖尿病性腎症も、ほかのCKDの原因疾患と同様に、尿中のアルブミン（たんぱく）が増えるほど重症度が増します。むくみが出る前の「微量アルブミン尿」（0・3〜299㎎／クレアチン）の段階で、血糖コントロールを強化する必要があります。

さらに進行して腎機能が低下しはじめると、尿中に多くのたんぱく質がもれ出るネフローゼ症候群が起きてきます。こうなると血液中の大事な栄養素であるアルブミンが低下して、むくみが現れ、肺や腹部に水が溜まる胸水、腹水が生じます。そして心不全を起こして、呼吸困難に陥ることになります。治療には利尿薬が用いられますが、それでも症状が改善しない場合は、ほかの原因疾患よりも早い時期に透析療法や腎移植を開始する必要があります。

糖尿病性腎症が怖いのは、過去に血糖のコントロールが悪い状態が続くことで起こるので、発病してから血糖コントロールを始めてもなかなか進行を止めるのは難しいということです。手遅れにならないうちにしっかりと治療をして、血糖値の指標となるHbA1cを7％未満にコントロールすることが大事です。

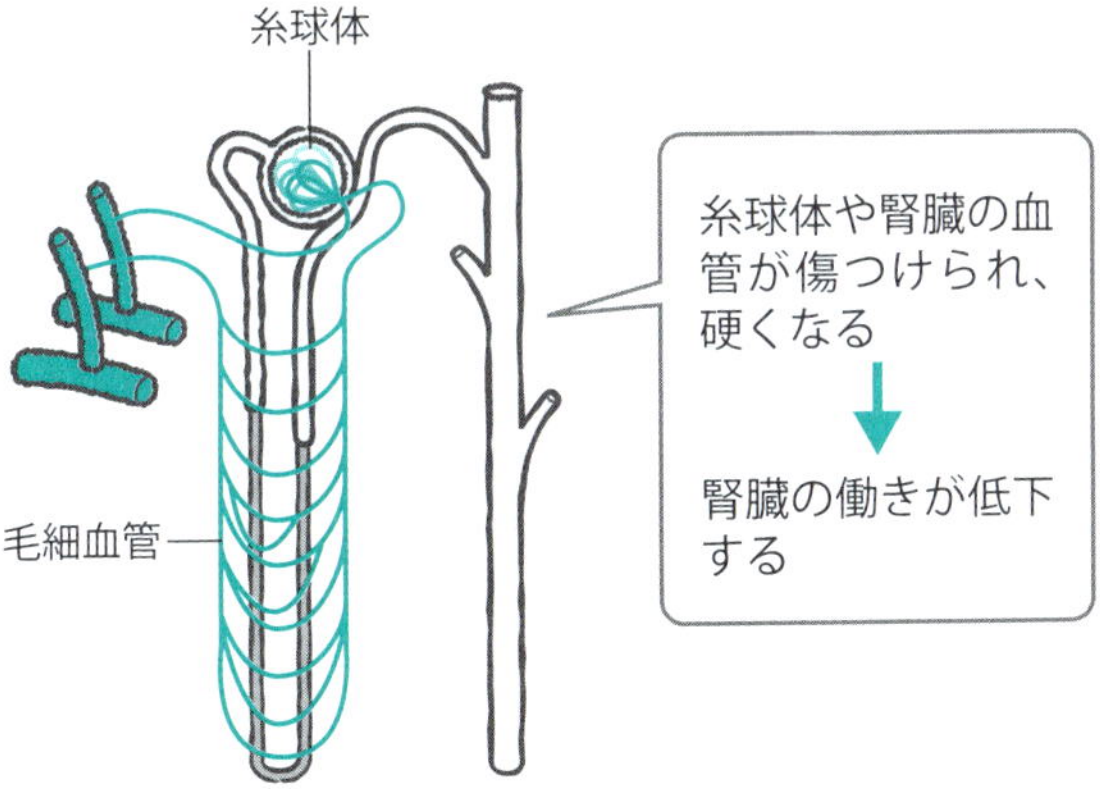
糸球体
毛細血管
糸球体や腎臓の血管が傷つけられ、硬くなる
腎臓の働きが低下する

17

「慢性糸球体腎炎」でもっとも多いのはIgA腎症

「慢性糸球体腎炎」の多くは自覚症状がないことが多いのですが、発病すると血尿やたんぱく尿など尿の異常で発見されます。尿の異常は、血尿だけ、たんぱく尿だけ、両方がいっしょに出る場合など多彩です。なかには急に大量のたんぱく尿が出て、むくみからはじまるようなネフローゼ症候群もある種の慢性糸球体腎炎で起きます。また肉眼的に見える血尿で始まる「IgA腎症」などもあります。

経過はさまざまで必ずしも悪化するとは限りませんが、進行して透析療法に移行することもあり、透析導入の原因疾患の第2位、約20%を占めています。

慢性糸球体腎炎はひとつの病気ではなく、さまざまな病気の総称です。代表的なものに、「IgA腎症」「膜性腎症」「巣状分節性糸球体硬化症」などがあります。このうち、日本人にもっとも多いのはIgA腎症で、慢性糸球体腎炎の約半数を占めます。次いで多いのが、中高年に多くみられる膜性腎症、巣状分節性糸球体硬化症は小児に比較的多くみられます。

慢性糸球体腎炎のなかでもとくに患者数の多いIgA腎症は、糸球体の毛細血管と毛細血管を束ねて糸球体のろ過量を調節しているメサンギウムという細胞に、IgA（アイジーエーと読む）が異常をきたしたためにくっついて、糸球体を壊していく病気です。

IgAはIgGやIgEなどとともに代表的な免疫グ

ロブリンのひとつで、体内に侵入した異物を排除する「抗体」の一種です。この抗体に異常が起きて糸球体にくっつき、糸球体を壊します。このIgA抗体の異常は、扁桃炎などの喉の炎症を長年にわたってくり返すと起きることが、最近よくわかってきています。

このために、現在は、扁桃腺を摘出することで異常が起きる場所をなくし、かつ、すでにできてしまった異常なIgAをなくすためにステロイド療法を行う、という治療法がかなり効果を上げるようになっています。ただし、治すためにはなるべく早期に治療をはじめる必要があり、通常eGFRが45mL/分/1・73㎡以下（CKDステージ3b）になると治療効果はあまり望めなくなります。

IgA腎症は、上気道感染のときに目で見える血尿が起きるのが特徴的で、これで病気に気づくことも少なくありません。ただし多くは初期には自覚症状がなく、健康診断の尿検査を行わない限り早期発見は難しいのが実情です。IgA腎症の確定診断には、腎生検を行ってIgAがメサンギウム細胞に沈着しているのを確認する必要があります。たんぱく尿や血尿があり、とくに1日に0・5g以上のたんぱく尿が出ている場合には、腎臓専門医による腎生検を受けて、IgA腎症の可能性を調べる必要があります。

IgA腎症には、進行がゆるやかなものもありますが、たんぱく尿が多い、血清クレアチニン値が上がる、血圧が上がる場合は、経過があまりよくありません。発症から10年で10％弱、20年では40％弱が末期腎不全になり、透析療法が必要になります。

18

CKDの原因疾患③

高血圧によって糸球体が障害される「腎硬化症」

「腎硬化症」は、高血圧によって腎臓の細動脈に動脈硬化が起き、糸球体も障害されて、腎機能が低下していく病気です。通常の腎硬化症は高齢者に多く、長年の高血圧の結果としてゆるやかに腎機能が低下します。適切な降圧療法によって進行を止めることが可能で、比較的良性な高血圧です。

一方、重症の高血圧により比較的若年者に急速に起きる急性高血圧性腎硬化症は、別の病気と考えたほうがよいでしょう。こうした緊急を要する重症の高血圧（通常180／120㎜Hg以上の血圧）では、脳神経が障害されたり、網膜出血を起こしたり、極めて重篤になることが多く、救命のために緊急な治療が必要となります。

良性タイプの腎硬化症は、長年高血圧が続いている人で、たんぱく尿は通常軽度であり、血尿やそのほかの尿沈渣がみられることはなく、糖尿病やそのほかの慢性糸球体腎炎ではない場合に、疑われます。

糸球体は毛細血管のかたまりで、左右の腎臓には合わせて200万の糸球体があります。年齢を重ねると機能している糸球体はしだいに減っていきますが、高血圧が続くと糸球体にも強い圧力がかかるため、糸球体の破壊が進みます。加齢にともなって動脈硬化も進むので、糸球体の血液の流れは悪くなります。高血圧と動脈硬化が重なると、糸球体の数の減少は加速され、最終的に末期腎不全になります。

糸球体が減少すると、血液をろ過して尿をつくる働きも低下します。すると余分な水分やナトリウムが体内にたまるようになり、血圧がさらに上がるという悪循環に陥ります。

現在、腎硬化症は透析導入の原因疾患の第３位で約13％を占めています。発症に加齢が関係しているので、社会の高齢化にともなって、患者さんの数は増えていくことが予想されます。

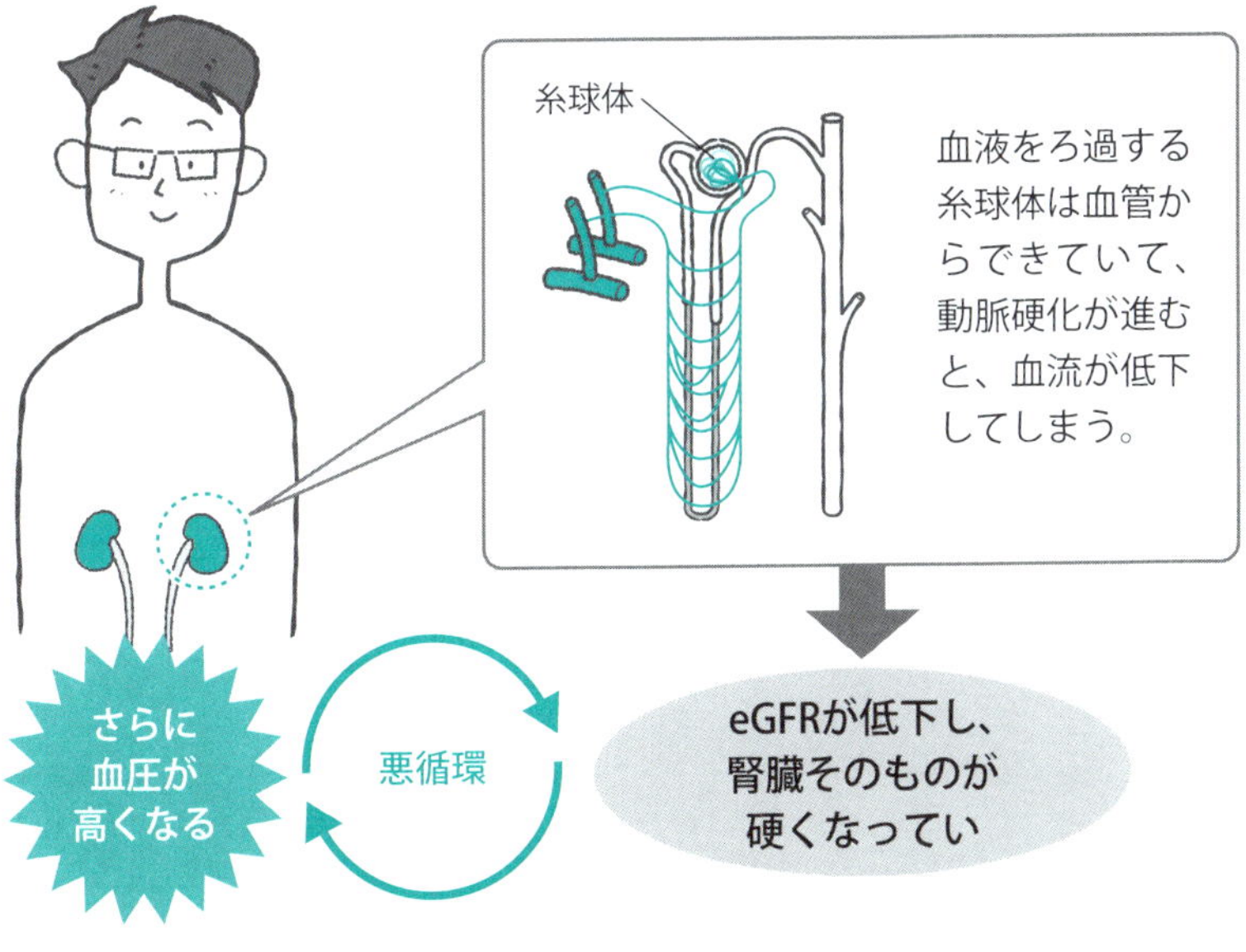
糸球体
血液をろ過する糸球体は血管からできていて、動脈硬化が進むと、血流が低下してしまう。
eGFRが低下し、腎臓そのものが硬くなってい
悪循環
さらに血圧が高くなる

19

「多発性嚢胞腎」「痛風腎」も進行するとCKDに

常染色体優性多発性嚢胞腎（ADPKD）

「常染色体優性多発性嚢胞腎（ADPKD）」は、腎臓に嚢胞と呼ばれる水がたまる大小さまざまな袋がたくさんできて、腎臓の働きがしだいに低下していく遺伝性の病気です。2つの遺伝子（PKD1、PKD2）の異常が原因で、尿細管の太さを調節できなくなり、尿細管が広がって嚢胞がつくられます。両親のどちらかに遺伝子異常があれば、50％の確率で子どもに遺伝するとされ、これを常染色体優性遺伝といいます。

嚢胞の数が少なく、大きさが小さいうちは無症状ですが、しだいに嚢胞が増えて腎臓全体が大きくなり、糸球体が圧迫されて腎機能の低下が起きてきます。嚢胞の数が多くなりすぎると腎臓全体が大きくなり、お腹が張ってくることもあります。嚢胞内に出血したり、感染を起こして膿がたまることもあります。こうなると血尿や膿尿が出ることもありますが、通常はかなり進行しても尿検査には異常はありません。

進行するとほかのCKDと同様に腎機能が低下するので、食欲低下、疲れやすい、だるい、息切れなどの症状が出てきます。腎機能は年齢とともにさらに低下し、60歳ころまでには半数の人が腎不全になり、透析療法が必要になると思われます。

この病気の特徴は、腎臓だけでなく、ほぼ全身のすべての臓器に嚢胞や袋ができることです。とくに肝臓に嚢胞ができる場合が多く、これが大きくなると腎臓の嚢胞よりもお腹に圧迫症状が現れ、なかには肝不全になる場合もあります。また血管も膨らんで動脈瘤をつくることがあり、これが脳にできて破裂するとくも膜下出血を起こすことになります。大腸には憩室という袋ができ、ここから出血したり、炎症を起こしたりすることがあります。これらの合併症の有無もその重症度も個人差が大きいので、むやみに怖がることはありません。しっかり診断を受けることが大事です。

嚢胞の数が数個の場合は「単純腎嚢胞」と呼ばれ、多発性嚢胞腎とは異なり末期腎不全にはなりません。高齢者に数個の嚢胞が見られるのは普通のことなので、とくに心配はいりません。

痛風腎

「痛風腎」は、尿酸の結晶が糸球体や尿細管にたまり、腎機能が低下する病気です。尿酸は、核酸という物質の原料となるプリン体が代謝された老廃物です。尿酸は腎臓で尿中に排泄されますが、尿酸がたくさんつくられすぎて排出が不十分だと、血液中の尿酸濃度が上がり「高尿酸血症」となります。

血液中に尿酸が過剰になると、尿酸は針状に結晶化します。この結晶が足の親指のつけ根などに沈着して、激しい痛みを引き起こすのが痛風発作です。腎臓の糸球体や尿細管に尿酸結晶がたまると、腎機能が低下する痛風腎を発症します。痛風腎が続くと、慢性間質性腎炎を引き起こしＣＫＤの原因となります。痛風腎の場合は、尿検査であまり異常がみられないのも特徴です。ただ尿酸が結晶化して結石になる場合は、ほかの結石と同様に痛みと血尿がみられます。

20

CKDが危険な理由①

適切な治療を受けないと、腎機能低下から腎不全へ

腎臓には血液をろ過し、血液中の余分な水分や老廃物を、尿として排出する重要な役割があります。腎臓の機能が低下してくるとこれらを十分に排出しきれなくなり、さまざまな症状が起きてきます。

適切な治療を受けないと、ＣＫＤの多くはしだいに進行します。69ページで紹介した「重症度分類」にそって、ＣＫＤがどのように進行していくのか、みていきましょう。

重症度分類でｅＧＦＲが60mL／分／1・73㎡以上で尿たんぱくが正常の場合は、慢性腎臓病ではありません。検査結果は正常範囲に入っていますが、ＣＫＤの危険因子（高血圧、糖尿病、メタボリックシンドローム、肥満、脂質異常症、喫煙習慣、加齢、家族に慢性腎臓病の人がいる）をひとつでももっている人は、「ハイリスク群」とされます。

ステージＧ１、Ｇ２は、軽度のＣＫＤです。ＧＦＲは60以上あって腎機能は正常ですが、尿たんぱくの数値が正常範囲を越えている場合は、ＣＫＤと診断されます。自覚症状はほとんどありません。しかし、高血圧、糖尿病、脂質異常症をもっている人が多いので、生活習慣を改善して腎臓の負担を軽減し、腎機能の低下を予防することが大切です。

ステージＧ3a、Ｇ3bは、中等度のＣＫＤです。とくにＧ3aには、加齢によって腎機能が低下した人も多く含まれます。腎機能低下により、むく

み、貧血、血圧上昇などの症状が現れることもありますが、症状のない人も多くいます。腎機能が同じステージであっても、腎臓の障害の程度を示す尿たんぱく（またはアルブミン尿）が多いほど、心血管疾患や腎不全のリスクは高くなります。

ステージG4、G5は、高度のCKDです。とくにGFRの数値が15未満になったG5のことを、「末期腎不全」といいます。むくみ、貧血、血圧上昇などに加え、倦怠感、吐き気、食欲不振、息切れなどの尿毒症の症状が現れることがあります。末期腎不全になると、食事制限や薬物治療を行っても血液の状態を正常化できない場合には、透析療法や腎移植が必要になります。

21

CKDが危険な理由②

心筋梗塞や脳卒中などの発症率が高くなります

ＣＫＤの状態が続くと、心筋梗塞、心不全、脳卒中などの心血管疾患（ＣＶＤ）が起こりやすくなります。

日本の研究でも、ＣＫＤがある人は心血管疾患の発症率が高まることが明らかになっています。福岡県糟屋郡久山町の住民を対象にした「久山町研究」では、１９６１年以降半世紀にわたって40歳以上の全住民を対象に脳卒中、心血管疾患などの疫学調査を行っています（米国のフラミンガム研究と並び日本の誇る疫学研究です）。ＣＫＤの有無と心血管疾患の発症率を12年間調査したところ、男性ではＣＫＤのない人の累積発症率が12％に対し、ＣＫＤのある人は約36％と3倍に高まりました。女性では、ＣＫＤのない人が約８％なのに対し、ＣＫＤのある人は22％と約3倍に高まりました。

心筋梗塞、心不全、脳卒中などの心血管疾患は、死亡率の高い疾患群です。アメリカの一般住民を対象にした大規模な調査では、ＣＫＤの人は末期腎不全にいたる危険性より、心血管疾患で死亡する危険性のほうが高いことが明らかになっています。

ＣＫＤのステージ別に死亡率と末期腎不全発症率を比較したところ、すべてのステージで死亡率のほうが上回っていました。末期腎不全になる危険性がもっとも高いＧ４であっても、死亡のリスクのほうがはるかに高いのが実情です。

ＣＫＤのある人は、心血管疾患を発症しやすくなり、心血管疾患で死亡する危険性も高まります。GFRの低下と尿たんぱくの排出量の増加は、CKDを進行させるだけでなく、心血管疾患の危険因子でもあります。

そして、CKDと心血管疾患の危険因子の多くは共通しています。高血圧、糖尿病、メタボリックシンドローム、肥満、脂質異常症、喫煙習慣などの改善は、CKDの進行を抑え、心血管疾患の発症を予防するためにとても重要です。

心臓と腎臓の関係は「心腎連関」と呼ばれ、疾患の発症において関わりの深いことがわかってきました。生活習慣を改善すれば、この関わりの深さを逆手に利用してCKDも心血管疾患も発症を予防し、進行を抑制することができます。

CKDがあると心血管疾患の発症率が高まる

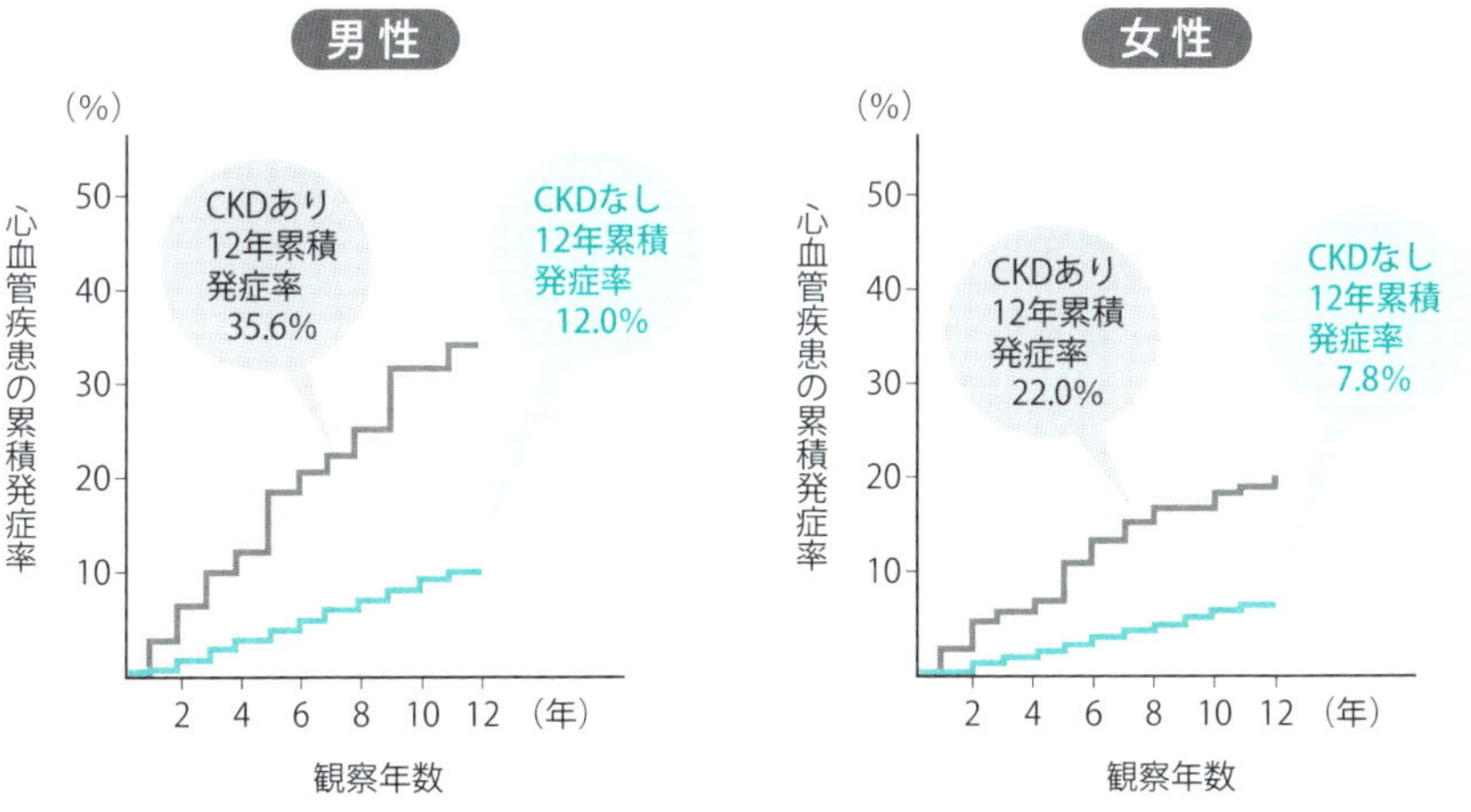

(CKDの有無別にみた心血管病の累積発症率「久山町研究」より引用. 改変)

Column

血中たんぱく質AIMがすべてを説明する？

私たちの体では、常に細胞が壊れ、がん細胞が出現しています。健康な人の体では、そうした異常な細胞やたんぱく質を瞬時に察知し、攻撃して除去する機構が備わっているために、がん細胞は育ちません。それは、ある種のたんぱく質がそうした異常な物質に付着して「標識」となり、その標識をめがけてマクロファージが攻撃して除去するからだということがわかってきました。

東京大学の宮崎徹先生とそのグループが、その「標識」をついに発見し、「血中たんぱく質AIM」と命名しました。このAIMは、がん細胞だけでなく脂肪細胞にたまった脂肪を分解する能力など、あらゆる異常な物質の蓄積を防ぐ働きを持っています。猫は、このAIMがうまく働かないために太りやすく（脂肪細胞が分解されにくい）、かつ腎不全になって15歳前後で死んでしまうのだそうです。このことからこのAIMを投与することで、猫の肥満と腎不全を同時に治療することが可能になりました。人の肥満とCKDの治療に効果を発揮するのは、そう遠い話ではないようです。

〈東京大学/日本医療研究開発機構/科学技術振興機構共同発表より〉

http://www.jst.go.jp/pr/announce/20160105/

第2章

腎機能を守るＣＫＤの治療

CHAPTER 2

1

CKD治療の目的

腎機能低下にブレーキをかけ、腎不全と心血管疾患を防ぐこと

CKD治療の目的は病気の進行を食い止めて、腎機能をできるだけ長持ちさせることです。腎不全（CKDのステージG5、すなわちGFRが15mL／分／1・73㎡未満）になると、透析療法や腎移植といった腎臓の働きを補ってくれる治療法、すなわち腎代替療法が必要になります。したがって治療の目的は、腎機能を最大限に温存することです。

また、脳卒中や心筋梗塞、下肢閉塞性動脈硬化症など命にかかわる心血管疾患の発症を防ぐことも重要です。すでに心血管疾患をもっている場合は、それらの再発や悪化を抑えます。

CKDは早期（ステージG2またはG3aまで）のうちは進行を止めたり、直したりすることも可能な病気ですが、それ以上に進行した場合は腎機能低下にブレーキをかけることが大事です。そもそも加齢にともなって腎機能はある程度は低下していくものですが、それ以上に生活習慣の問題が、腎機能悪化の大きな原因になっている患者さんが多くみられます。

生活習慣病である肥満、メタボリックシンドローム、高血圧、糖尿病、脂質異常症、高尿酸血症はCKDの発症や進行を招く危険因子です。これらの生活習慣病は、ひとつの病気がほかの病気を招く「負の連鎖」を起こします。たとえば、肥満が糖尿病や高血圧を招き、メタボリックシンドロームになって、CKDを発症するといったように、生活習慣病の数がどんどん増えていく患者さ

んも少なくありません。

このため、CKD治療では多くの生活習慣病に「共通する治療」をまず行います。具体的には生活習慣の改善、食事指導、高血圧治療、糖尿病治療、脂質異常症の治療などです。

CKDの原因が明らかになっている場合は、原因疾患に対する「個別の治療」も並行して行います。CKDの代表的な原因疾患は、糖尿病性腎症、慢性糸球体性腎炎、腎硬化症、常染色体優性遺伝多発性嚢胞腎などで、原因に対する治療は末期腎不全への進行や心血管疾患の発症を防ぐうえで、もっとも有効です。

CKDには、「共通する治療」と「個別の治療」を組み合わせた治療の総力戦が不可欠です。まずは、ほかの生活習慣病と共通している治療をみていきましょう。

2

生活習慣の改善

肥満解消、減塩、節酒、禁煙は、腎臓を守る基本です

ＣＫＤの発症や進行にかかわっている危険因子は、肥満、メタボリックシンドローム、高血圧、糖尿病、脂質異常症、高尿酸血症、加齢、腎臓病の家族歴などで、多くの生活習慣病が関連しています。

このため、食べすぎ、飲みすぎ、塩分のとりすぎ、喫煙、運動不足、過剰なストレスといった悪い生活習慣を改善することが、ＣＫＤ治療の第一歩となります。

生活習慣の見直しの中心になるのは、肥満の解消です。太りすぎもやせすぎもよくありません。1日の活動量に応じたエネルギーをとるようにして、肥満解消の目安となるＢＭＩ25未満を目標にして食事量を調節します。肥満が解消されれば内臓脂肪は減り、メタボリックシンドロームも解消します。

高血圧がある場合は、食塩の摂取量にも注意しましょう。1日の摂取量は3g以上、6g未満に抑えます。高血圧のない人も塩分のとりすぎに注意すれば、高血圧の予防につながります。糖尿病がある場合は、食べすぎに十分に気をつける必要があります。1日の摂取エネルギーを守るようにしましょう。ＬＤＬコレステロール値や中性脂肪値が高い場合は、飽和脂肪酸やコレステロールを含んだ食品のとりすぎに注意しましょう。尿酸値が高い場合は、プリン体を含む食品を控えめにします。

飲酒は、適量を守ることが大切です。一般的な

1日の適正飲酒量はアルコール量として男性では20～30mL（日本酒1合以下、ビールなら500mL以下）、女性では10～20mL以下とされています。喫煙は、腎臓にも悪影響を及ぼします。腎機能を低下させ、動脈硬化や高血圧を進行させます。ただちに禁煙に取り組みましょう。

適度な運動は、血圧を安定させる効果があります。体重のコントロールや脂質異常症の改善にも有効です。ウォーキングなどの有酸素運動を生活に取り入れましょう。

生活習慣病を多くもっている人ほど、CKDの発症リスクは高まります。生活習慣の改善に取り組んで腎臓をいたわり、腎機能を守っていきましょう。

●生活習慣の見直し項目

1. 減塩	3g/日以上6g/日未満
2. 食塩以外の栄養素	野菜・果物の積極的摂取 コレステロールや飽和脂肪酸の摂取を控える 魚（魚油）の積極的摂取
3. 減量	BMI〔体重（kg）÷身長（m）^{2}〕が25未満
4. 運動	心血管疾患（CVD）のない高血圧患者が対象で、有酸素運動を中心に定期的に（毎日30分以上を目標に）行う
5. 節酒	エタノールで男性20～30mL/日以下、 女性10～20mL/日以下
6. 禁煙	

（日本高血圧学会編. 生活習慣の修正. 高血圧治療ガイドライン2014：40より引用, 改変）

3

肥満の解消

BMI25未満を達成しましょう

肥満は万病のもと。肥満がある人、とくに内臓のまわりに脂肪がつく内臓脂肪型肥満の人は、糖尿病、脂質異常症、高血圧を発症しやすくなり、さらにCKDを発症して悪化しやすいことが明らかになっています。

自分が肥満しているかどうかは、国際基準の計算式BMI（ボディ・マス・インデックス）で知ることができます。BMIは身長と体重から算出することができ、日本人の場合は18・5以上25未満が普通体重で、生活習慣病をはじめとする病気にかかりにくい範囲とされています。BMI25以上は肥満、22が標準体重、18・5未満はやせと判定されます。

ただし内臓脂肪の蓄積は必ずしもBMIと相関しないため、より相関しやすい腹囲がメタボリックシンドロームの診断基準には用いられています。男性では85cm以下、女性では90cm以下を目指します。

減量は、このBMI25未満を目標に行います。たとえば、身長が165cmの人であれば、BMIが25になる体重は68kgです。肥満を解消するには、この68kgを下回ることを目指します。

しかし、過度な減量は禁物です。体脂肪は体を動かすエネルギーの貯蔵庫であり、寒さなどから体を守り、脂肪細胞からはホルモンも分泌されています。BMIが18・5にあたる50kg未満はやせになりますから、やせすぎにならないように注意しましょう。BMI22は標準体重としてカロリー計算等に用いられますが、これが万人にとっての理想体重と断言することはできません。年齢や活動度も加味した減量計画が必要ですから、むしろ腹囲を基準としましょう。

　減量に取り組むときは、目標を明確にすることがとても大切です。肥満がある場合は、何kg体重を減らせば肥満が解消できるかを確認します。目標が５kg減の場合は、１カ月に１kg程度のゆるやかなペースで５カ月かけて減量すると無理がありません。急激な減量は、スタミナ切れや一度減った体重がすぐにもとに戻るリバウンド現象を起こしやすくなります。ゆるやかなペースで減量すれば、体への負担を最小限にすることができます。

　脂肪には皮膚のすぐ下につく皮下脂肪と、内臓の臓器まわりにつく内臓脂肪があります。皮下脂肪とくらべると内臓脂肪はつきやすく落としやすい脂肪で、減量するときは内臓脂肪から先に減っていきます。体重が１kg減ると、内臓脂肪が減って腹囲は１cm縮みます。ゆっくり確実な減量で、肥満を解消しましょう。

● BMIは末期腎不全の発症を予測する

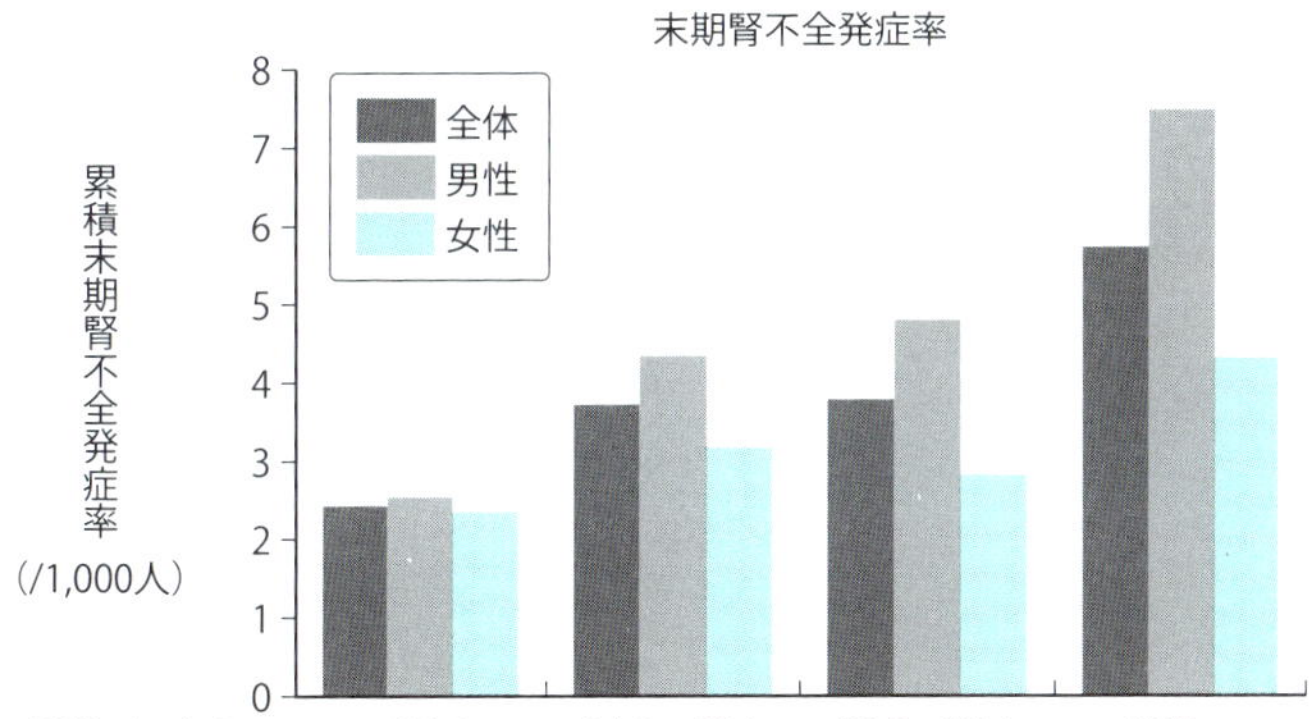

BMI、kg/m²	＜21.0	21.0〜23.1	23.2〜25.4	25.5〜
健診受診者 （男性/女性）	24,155 （10,810/13,345）	25,826 （12,473/13,353）	25,130 （12,575/12,555）	25,642 （11,646/13,996）
末期腎不全患者数 （男性/女性）	60 （28/32）	98 （55/43）	97 （61/36）	149 （88/61）

末期腎不全の発症予測因子としてのBMIの評価．コホート研究（沖縄県）．1983年沖縄県の住民健診受診者100,753人．年齢50±16歳，男性47%，BMI23.4±3.3kg/m²

（Iseki K, et al. Kidney Int 2004；65：1870-1876．より引用，改変）

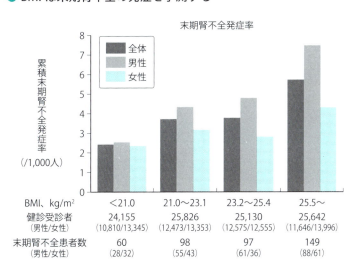

4

高血圧の改善

CKDの進行を抑えるために血圧のコントロールを

心臓が血液を動脈に送り出すとき、血管の壁にかかる圧力が「血圧」です。血圧には、心臓がぎゅっと収縮して血液を送り出すときの「収縮期血圧（上の血圧）」と、全身をめぐってきた血液によって心臓がふくらむときの「拡張期血圧（下の血圧）」があります。

健康な人でも血圧は常に変動しており、24時間をひと区切りとするパターンで上下動を続けています。起床とともに血圧が上昇し、日中の活動時には高い状態が続き、夜になると下がって睡眠中にもっとも低くなるのが一般的です。この血圧の変動は、「血圧日内変動」と呼ばれ、おもに自律神経によってコントロールされています。

しかし、こういう自然な血圧変動とは別に、慢性的に血圧の高い状態が続くことがあります。これが「高血圧症」という病気です。収縮期血圧が140㎜Hg以上、または拡張期血圧が90㎜Hg以上であると、高血圧症と診断されます。

血圧は、おもに心臓から送り出される血液量（心拍出量）と血管内の血液の流れやすさ（末梢血管抵抗）によって変動します。腎臓の働きが低下すると、塩分や水分が体にたまって、心拍出量を増加させます。このため塩分の制限が、血圧を正常化させるのにより重要になります。

また腎臓は血圧が下がるとレニンという酵素を血液中に放出して、そのレニンがアンジオテンシンという血管を収縮させる強力なホルモンを出して血圧を調節しています。腎機能の低下はこうしたホルモンのシステム（ＲＡＳ：レニン－アンジオテンシン系の頭文字をとって呼びます）を破壊して、高血圧を起こしてしまいます。

またアンジオテンシンは糸球体を通る血流にも高血圧状態を作り出し、糸球体の破壊を加速させてしまいます。この流れを断ち切って正常に近づけるのが、ＲＡＳ系阻害薬という種類の降圧薬です。

高血圧の状態が長く続くと、腎臓の糸球体の硬化を進めるだけでなく、全身の動脈硬化が進行してＣＫＤの発症の原因となったり、すでに存在するＣＫＤの悪化を引き起こします。このことにより心臓や全身の血管に負担がかかり、脳卒中、心筋梗塞、大動脈瘤、末梢動脈閉塞症などの危険な合併症を引き起こします。

高血圧のおもな合併症

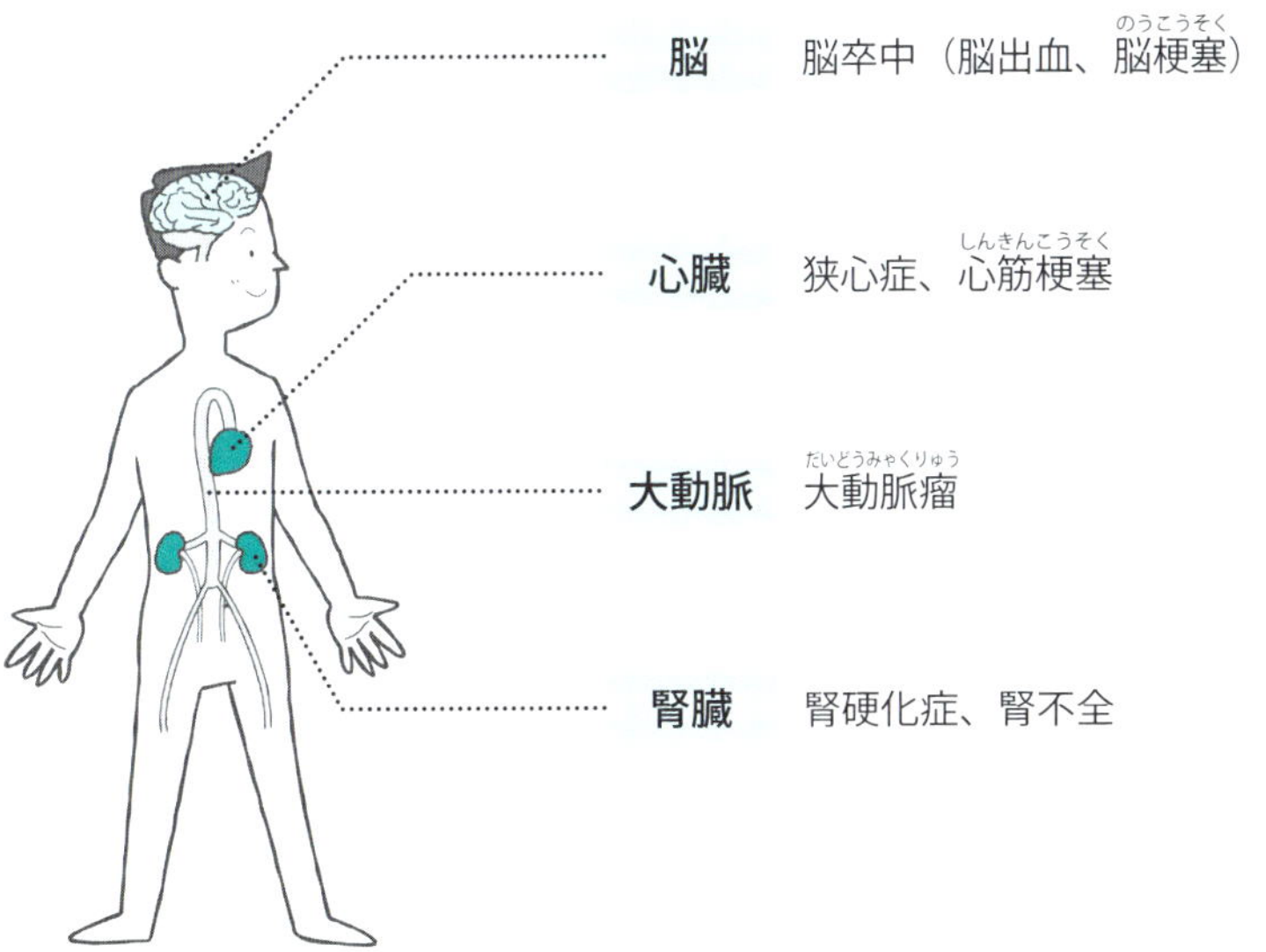

減塩と降圧薬の服用が大切

高血圧の改善には、まず食塩摂取を控えることが重要です。目安となるのは、１日の塩分摂取量６g未満です。調味料や食品に含まれている食塩量や、減塩調理のコツ（180ページ）などを参照しながら、減塩に取り組みましょう。

そして降圧薬の服用が大事です。とくにＲＡＳ系阻害薬の服用により、ＣＫＤの悪化を防いだり、遅くすることが可能です。血圧をどれくらい下げたらよいかについては、少なくとも１４０／90㎜Hg以下を目標にします。また糖尿病があったり、尿たんぱくが出ている場合は、さらに１３０／80㎜Hg未満を目指すことが国際ガイドラインでは推奨されています。

血圧は、そもそも下げれば下げるほどよいでしょうか。最近、収縮期圧を１４０㎜Hg以下または１２０㎜Hg以下に下げることの心血管疾患の予防効果を比べたＳＰＲＩＮＴ研究が発表されました。両者を比較したところ、１２０㎜Hg以下のほうが心血管疾患（心筋梗塞、狭心症、脳卒中の発症もしくはこれらによる死亡）の予防により効果があるという結果でした。※

ただし、副作用（ふらつきや失心など血圧が下がりすぎるために起きる症状）は低い方がより多いだけでなく、ＣＫＤの患者では腎機能の低下速度が低い血圧目標で早くなってしまったという結果です。以前から血圧を１１０㎜Hg以下にすると、とくに高齢者ではむしろ死亡率が上がるという結果が出ています。こうしたことから、一律に目標値を決めるのではなく、それぞれの個人にあった（年齢性別や腎機能、ＣＫＤの原因を考えた）降圧の目標を立てることが大事ということがわかります。

※ＳＰＲＩＮＴ研究グループ：N. Enal. J. Med 2015：373：P2103

降圧薬の2大横綱

降圧薬には、その作用機序により先述のRAS系阻害薬と総称される1群と、カルシウム拮抗薬という1群があります。これらは2大横綱ともいうべき存在で、高血圧全般に最初に使用することが推奨されている降圧薬です。とくに糖尿病がある場合、尿たんぱくがある場合は、RAS系阻害薬が第1選択薬として推奨されています。

RAS系阻害薬は、さらにアンジオテンシン変換酵素阻害薬（ACEI）、アンジオテンシン受容体阻害薬（ARB）、レニン阻害薬、アルドステロン拮抗薬の4種類に分かれます。このうち、CKDに使用が推奨されているのは最初の2種類です。ただしACEIは日本人の半数に空咳が生じるという副作用があるため、現在の主流は2番目のARBとなっています。CKDへの効果（腎

●降圧薬の選択

正常たんぱく尿の糖尿病非合併CKD

↓

RAS阻害薬（ARB、ACE阻害薬）
すべてのCKDステージにおいて投与可能

（サイアサイト系利尿薬）
原則CKDステージG1～G3

長時間作用型Ca拮抗薬
すべてのCKDステージにおいて投与可能

（長時間作用型ループ利尿薬）
CKDステージG4～G5

利尿薬
体液過剰（浮腫）症例に考慮

そのほかの降圧薬
β遮断薬、α遮断薬、中枢性交感神経遮断薬など

（CKD診療ガイドより引用，改変）

臓を保護して尿たんぱくを減らす効果）はどちらも同じです。

これら2種類には多くの製剤名があり、それぞれ薬の持続時間や特徴が異なります。こうした薬剤は基本的に異なる作用機序のものを、複数組み合わせて使用することが多いです。これはひとつの薬を増量すると副作用が出やすくなることから、複数の薬を少量ずつ組み合わせると副作用を減らせるという考え方にもとづいています。

このようなことから、現在はARBとカルシウム拮抗薬を1種類ずつ組み合わせるのが主流になっており、1錠に2種類の薬が混合している製剤もいくつか発売されています。ただし、同じRAS系阻害薬の中で複数を組み合わせると、血液中のカリウム濃度が高くなるという危険な副作用の頻度が増えますので、必ず定期的な血液検査を受ける必要があります。

第3の降圧薬

第3の降圧薬としてCKDでも大事なのは、降圧利尿薬です。これは文字通り利尿効果により、体から塩分を多く排泄して血圧を下げるものです。サイアザイド系利尿薬とループ利尿薬、それにRAS系阻害薬でもあるアルドステロン拮抗薬も利尿薬です。

サイアザイド系利尿薬は、ステージ3ぐらいまでの腎機能の低下があまりない段階で効果を発揮します。さらに腎機能が低下して、尿たんぱくが多くむくみのある場合や心不全を起こしている場合には、もっとも強力なループ利尿薬を用います。

ループ利尿薬は血液中のカリウムを下げたり、血液をアルカリに保つ効果があり、ステージ4以降の腎機能が低下した状態で効力を発揮するのですが、血液中の尿酸値を上げるという好ましくない副作用もあります。ＲＡＳ系阻害薬によって血液中のカリウムが上がるのを防ぐ効果があるものの、単独では逆にカリウムが下がりすぎてしまうことがあるので、いずれにしろ定期的な血液検査は欠かせません。また水分補給をおこたると脱水になり腎機能が低下してしまうことがあるので、注意が必要です。

そのほかにもベータ遮断薬、アルファ遮断薬、交感神経遮断薬などの種類があり、それぞれ特徴が異なります。これらの使い分けは腎臓以外の合併症、とくに心臓病の有無や種類によって行われます。ただし、これらのなかには腎機能が低下していると量を減らしたり、使ってはいけない薬もあるので注意が必要です。このように降圧薬には多くの種類があって、それぞれの特徴が大きく異なり、よい効果もあれば副作用もあるので、これらを適切に使い分けるのは決して容易ではありません。

糖尿病でなくても高血糖の改善は大切

血糖値が高い状態が続くと糖尿病のリスクを高めるだけではなく、血管に障害が起こりやすくなるので腎臓病を悪化させ、脳卒中や心筋梗塞などの心血管疾患の危険性も増します。糖尿病と診断されていない人でも、高血糖を改善するようにしましょう。

血糖コントロールの指標となるのは、過去1〜2カ月間の血糖値の状態を示すHbA1c（ヘモグロビン・エイワンシー）です。健康な人のHbA1cは5・7〜6・4％（NGSPという国際規格を用います）で、これが6・5％以上の場合、または空腹時の血糖値が126mg／dL以上の場合に糖尿病と診断します。これらの基準には該当しないものの、疑いがある場合は75g経口ブドウ糖負荷試験を行って、2時間後の血糖値が200mg／dL以上であれば糖尿病と診断します。

治療の目標としては、運動療法と食事療法だけで血糖値が改善するのであればHgbA1c6％以下を目指します。薬物療法が必要な場合は、低血糖に十分注意しながらHbA1c7％未満を目指します。

ただし薬を用いると低血糖を起こす危険性が高い人、高齢者、すでに糖尿病の合併症が起きている人は、無理に7％未満を目指さないことが国際ガイドラインで推奨されています。というのも、低血糖発作は患者さんの死亡につながる危険性があるからです。とくに腎機能が30mL／分／1・73㎡以下（ステージG4、G5）になると、服用できなかったり、量を減らさなければならない糖尿病薬が増えます。

食事をすれば血糖値は上がりますが、この上がり方が急激だとすい臓から分泌されるインスリンの作用が不足しやすくなります。食事の際には、野菜など食物繊維を含んだものを先に食べ、時間をかけて食事をするようにしましょう。すると血糖値の上昇がゆるやかになり、インスリンの分泌が過剰になることもなく、すい臓の負担が小さくなります。

血糖値が急激に上がるのをさけるために、甘い飲みものやスイーツなどすぐに吸収される糖質は控えめにして、ご飯やパン、めん類など吸収が比較的ゆっくりな糖質でエネルギーをとることが大事です。

ＣＫＤのステージが4以上になると、食事中のたんぱく質を控える必要が出てきます。糖尿病を合併していても、たんぱく質以外の脂質や糖質からカロリーをとる必要が生じます。このため、オリーブオイルなどの良質な植物性油や吸収がゆっくりな炭水化物でエネルギーを補給します。肥満がない場合のエネルギー不足は筋肉量を減らすことにつながり、血糖値は逆に上がりやすくなり、腎機能は低下します。

糖尿病と診断されなくても肥満があると、インスリンの働きを悪くする「インスリン抵抗性」を高め、糖尿病の予備軍であるだけでなく、動脈硬化を進めＣＫＤの原因となります。栄養のバランスをとりながら、摂取エネルギー量を越えないように計画的な食生活を送りましょう（104ページ参照）。

運動で体内にたまった余分なエネルギーを消費すると、血糖値は下がります。また、細胞にブドウ糖を取り込むインスリンの働きがよくなり「インスリン感受性」が高まるので、血糖コントロールがしやすくなります。ＣＫＤの予防にも役立つ運動を、生活習慣にぜひ取り入れましょう。

変わってきた脂質異常治療の基準値

ＣＫＤで多い脂質異常は、血液中に悪玉のＬＤＬコレステロールや中性脂肪が増え、善玉のＨＤＬコレステロールが減る状態、すなわち脂質異常症です。脂質は、脂肪細胞にエネルギーを蓄え、細胞膜の材料になるなど重要な働きをしますが、このバランスが崩れると血管の壁にＬＤＬコレステロールがたまり、さらにそれが酸化して血管を傷つけアテロームというかたまりをつくって動脈をふさぎ、心筋梗塞や脳卒中を起こす原因になります。

これらを総称して脂質異常症と呼びますが、これまでその基準は空腹時の採血でＬＤＬコレステロール１４０㎎／dL以上、ＨＤＬコレステロール40㎎／dL未満、中性脂肪１５０㎎／dL以上とされてきました。このうち、メタボリックシンドロームの診断に含まれるのはＨＤＬコレステロールと中性脂肪です。どちらの数値も内臓脂肪とよく相関して、数値が改善すると内臓脂肪が減少することから、メタボの診断基準に採用されています。

ＬＤＬコレステロールについては、数値が高いと単独でも動脈硬化を促進するということで、低い数値を目指すことがこれまでいろいろな学会で推奨されてきました。ところが最近は、ＬＤＬコレステロールの基準についての科学的根拠が変化してきています。

厚生労働省は２０１５年4月改訂の「日本人食事摂取基準」から、これまで成人は男７５０㎎、女６００㎎を上限としていた食事からのコレステロールの目標量を撤廃したのです。それは食事中のコレステロールの量と血液中のコレステロール値とは相関するというこれまでの考え方に科学的根拠が乏しいこと、そして食事中のコレステロールを減らしても血液中の悪玉コレステロールは有効に下がらないという結果にもとづくものです。

さらにＬＤＬコレステロールを下げる際に、もっとも使われているスタチンと総称される薬物療法の目標値を、これまでのように１２０mg／dL以下とか１００mg／dL以下とかに設定することに科学的根拠は乏しいということが、国際腎臓病ガイドラインで指摘されました。

とはいえ、コレステロールのことはまったく気にしなくてもよいというわけではありません。あくまでも血液中のＬＤＬコレステロール値をおもな基準にしたこれまでの治療について、考え直されたということにすぎません。コレステロール値の高低にかかわらず、これまで推奨されてきたようにバランスのとれた食事を心がける必要があります。ＣＫＤの人は、ＣＫＤでない人よりも心血管疾患になる危険が高いので、とくに気をつけるべきでしょう。

脂肪のとり方に要注意

食事は、まず脂肪の摂取を、摂取エネルギーの20～25％に抑えることが大切です。脂質に含まれている脂肪酸には、飽和脂肪酸と不飽和脂肪酸があり、このうちコレステロールなどの血中脂質を増やすのは、飽和脂肪酸です。

飽和脂肪酸は、牛肉や豚肉の脂身、ソーセージやハム、バターやチーズなどに多く含まれているので、これらの食品をとる回数や量を減らしましょう。またハムやソーセージなどの加工肉製品には塩分やリン酸が多く含まれ、摂取しすぎるとＣＫＤにはよくありません。さらに最近、世界保健機関（ＷＨＯ）により赤肉も含めて加工肉の取りすぎによりがんの発症率が上がるという警告が出されました。家族にがんにかかった人が多い家系の人は、とくに注意したほうがよいでしょう。

逆に、積極的にとりたいのはオメガ３脂肪酸を多く含んだ食品です。オメガ３脂肪酸は不飽和脂肪酸の１種ですが、そのなかのＡＬＡ（α－リノレン酸）は新鮮な植物油（オリーブオイル、菜種油など）に多く含まれており、悪玉のＬＤＬコレステロールを減らす作用が確認されています。もう一つのオメガ３脂肪酸のＤＨＡやＥＰＡはマグロ、サケ、サバなどの魚油に多く含まれ、血液が固って血管が詰るのを防ぐ作用があります。

食物繊維も積極的にとりたい成分です。食物繊維は余分なコレステロールや糖分を吸着して、体の外に運び出してくれます。食物繊維の豊富な野菜、果物、大豆製品、海藻類をとると、血中脂質の増加を抑えやすくなり、脂質異常症の改善と動脈硬化の予防につながります。また、便秘の解消にもつながります。

食生活を改善したうえで、心血管疾患（心筋梗塞、狭心症、脳卒中、末梢動脈閉塞症）にすでにかかっている人や、これからかかるリスクが高い人、すなわち50歳以上で糖尿病や高血圧のある人、長く喫煙していた人は、LDLコレステロール値のいかんによらず、積極的にスタチンを服用することをおすすめします。

ただし、腎機能が低下すればするほどその利益は少ないようで、透析療法を開始してからスタチンの服用を開始しても効果はあまりみられなくなってしまいます。なるべく早いステージで、服用をはじめて欲しいものです。このことはＳＨＡＲＰ研究という素晴らしい研究により、効果が証明されています。

また、これまでは目標のＬＤＬコレステロール値を達成するまでは薬の量を増やすことが勧められていましたが、量を増やしても予防効果には違いがないいばかりか、むしろ副作用が増えるということで、この科学的根拠も否定されました。このため、腎臓病国際ガイドラインでは、最小用量を増量せずに続けることを推奨しています。

次に中性脂肪が高い場合ですが、これは運動とエネルギー制限が中心になります。薬ではフィブラート系がありますが、腎機能が低下したＣＫＤの人では横紋筋融解症という筋肉が壊れて腎臓を悪くする危険な副作用のリスクが高いのですすめられません。また、善玉のＨＤＬコレステロールだけを増やす有効な薬物は、今のところ開発されていません。

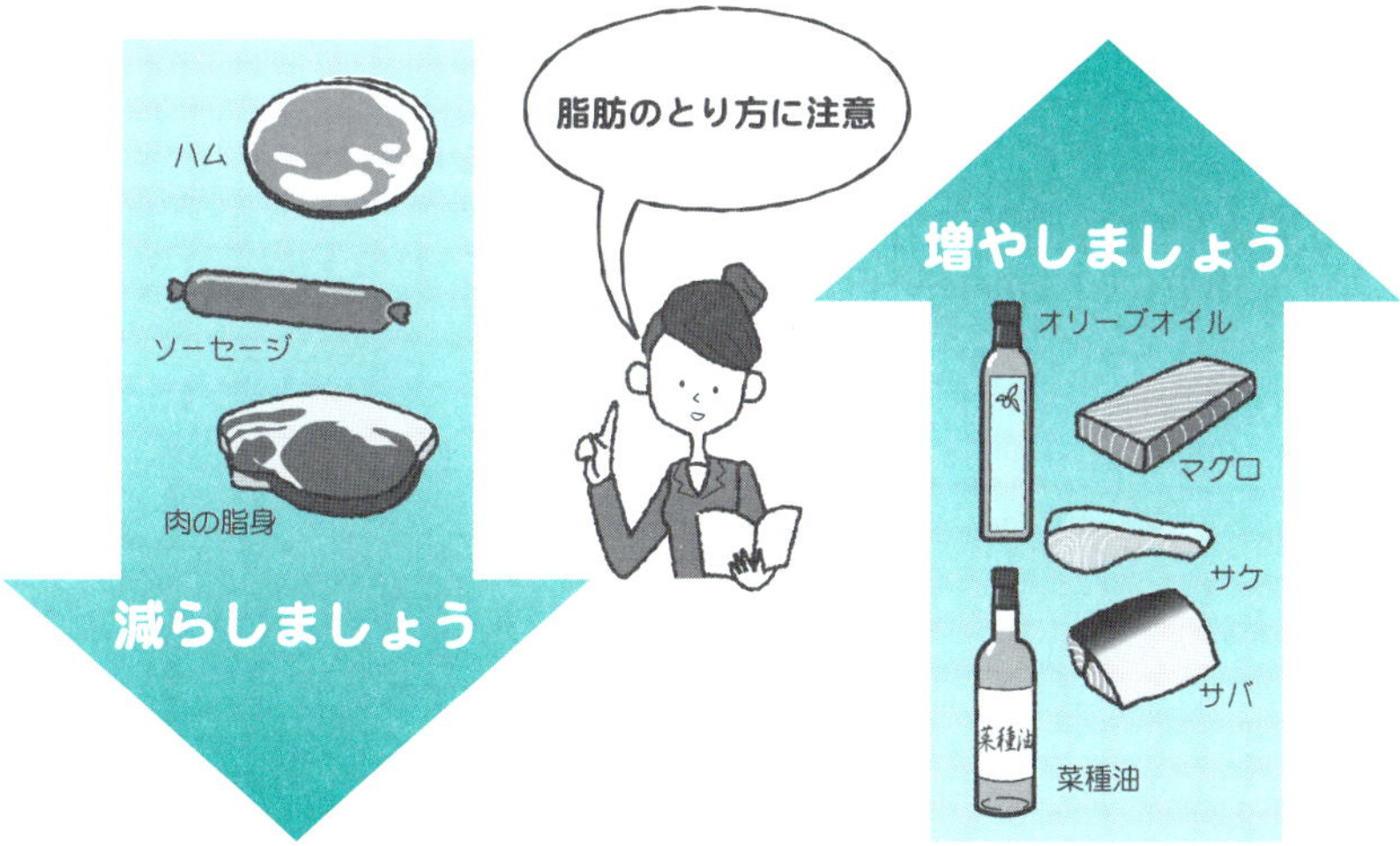

7

食事療法①

必要なエネルギー量を自分のＢＭＩで判定しましょう

腎臓は、血液をろ過して老廃物を取り除き、体内の水分量や電解質（ナトリウム、カリウム、カルシウム、リン、など）を調節する働きをしています。このため、飲食の影響を受けやすく、好きなだけ食べたり飲んだりする生活を続けていると、内臓脂肪がつくり出すアディポカインという毒素が増え、リン酸や尿酸などの有機酸が増加して、腎臓に大きな負担がかかります。逆にエネルギーが不足すると筋肉の分解が進み、その結果クレアチニンや尿素窒素などの老廃物が体内で増えて、これも腎臓に負担をかけることになります。

ＣＫＤのある場合のエネルギー必要量は、糖尿病の有無にかかわらず、また腎機能が正常な人でも基本的には同じです。これまで厚労省が発表する「日本人の食事摂取基準」ではそれぞれの年齢と男女によりエネルギー摂取量を推奨してきました。例えば40歳の男性では２３００Kcal、女性では１７５０Kcalです。

ＣＫＤの食事療法でも、エネルギー必要量は標準体重1kgあたり1日25～35Kcalとされてきました。しかしながらこのエネルギーは、その人の体格や運動量、そしてとくに肥満度によって異なります。このため２０１５年版からは適正なＢＭＩ（体格指数）を表のように定めることになりました。これには私も賛成です。必要なエネルギー量は、体格や年齢により大きく異なります。特に最近は高齢者のやせ（サルコペニアといって筋肉量が著しく後退すること）がむしろ問題になっています。本人が肥満かやせかによって摂取エネルギー量を決めるほうが、より実践的です。

ＢＭＩにもとづくエネルギー摂取量の決定方法とは、具体的にどのようなものでしょう。まずは自分のＢＭＩを測定します。そのうえで年齢によってＢＭＩが過剰か低すぎかを判定します。過剰な場合（肥満）は、このＢＭＩの上限値（年齢にかかわらず24・9kg／㎡）に、減量目標を決めます。例えば5kg減量する場合は、1カ月に1kg程度の減量がリバウンドもなく自然な目標です。

一般に摂取エネルギー（食べる量）を10％減少させると体重が7％減少することになっています（注：消費エネルギーが変わらない場合）。例えば76・6kgの体重の人が1日2662Kcalのエネルギーを摂取している場合、たった1日100Kcalエネルギー摂取量を減少するだけで、1カ月で2・01kgの減量になるわけです。

ただし、エネルギー摂取量を減らすと消費する

目標とするBMIの範囲（18歳以上）

年齢（歳）	目標とするBMI（kg/m^2）
18～49	18.5～24.9
50～69	20.0～24.9
70以上	21.5～24.9

（「日本人の食事摂取基準2015年版」より）

BMIの計算式

体重(kg)÷身長$(m)^2$

エネルギーも通常は減ってくるために、減量は途中でストップしてしまいます。このため意識的に運動によってエネルギー消費を増加させてやれば、効果的に減量を継続できます。このような計算をしなくても、まずは1日100Kcalエネルギー摂取を減らし、それで下がらなければさらに200Kcalに減らして試みることにより、自分に必要なエネルギー量を体感的に獲得できます。それでも体重が減らないとすれば、それはエネルギー消費量が少なすぎるということです。

逆にBMIが下限より低いやせの人は、同じ方法でエネルギー摂取量を増やして体重が増加することを確認して、必要なエネルギー量を決めます。

3大栄養素のバランスも重要

適正なBMIを保つには、3大栄養素のバランスも重要です。まずエネルギーの基本は炭水化物(アルコール類も含む)です。日本糖尿病学会では全体のエネルギーの50〜60%を炭水化物でとることを推奨しており、最低でも1日に150gとる必要があるとしています。これは健康な人に対して厚労省が推奨している量と同じです。そしてたんぱく質は全エネルギー量の16%以上20%以内に、脂質は残りの25%以内とします。

栄養素ごとの量だけでなく、それぞれの質も大事です。炭水化物ではアルコールの量を減らし、すぐに吸収されて血糖値を上げる結果となる砂糖などの糖質を控え、比較的ゆっくりと消化吸収されるでんぷんなどを中心にすることが大事です。

腎臓に与える影響は動物性たんぱく質と植物性

たんぱく質では異なることが示されており、植物性のたんぱく質が特に推奨されます。脂質に関しては、飽和脂肪酸と不飽和脂肪酸があり、前者が増えると悪玉のＬＤＬコレステロール値が増えることが示されており、逆に不飽和脂肪酸、とくにオメガ３脂肪酸はこれを下げる働きがあります。

３大栄養素だけでなく、ビタミン類やミネラル類、食物繊維などもとても大事です。ひとつの食品に偏らずに多くの食材をバランスよく食べることにより、これらの栄養素をまんべんなくとることができます。

●三大栄養素のバランス

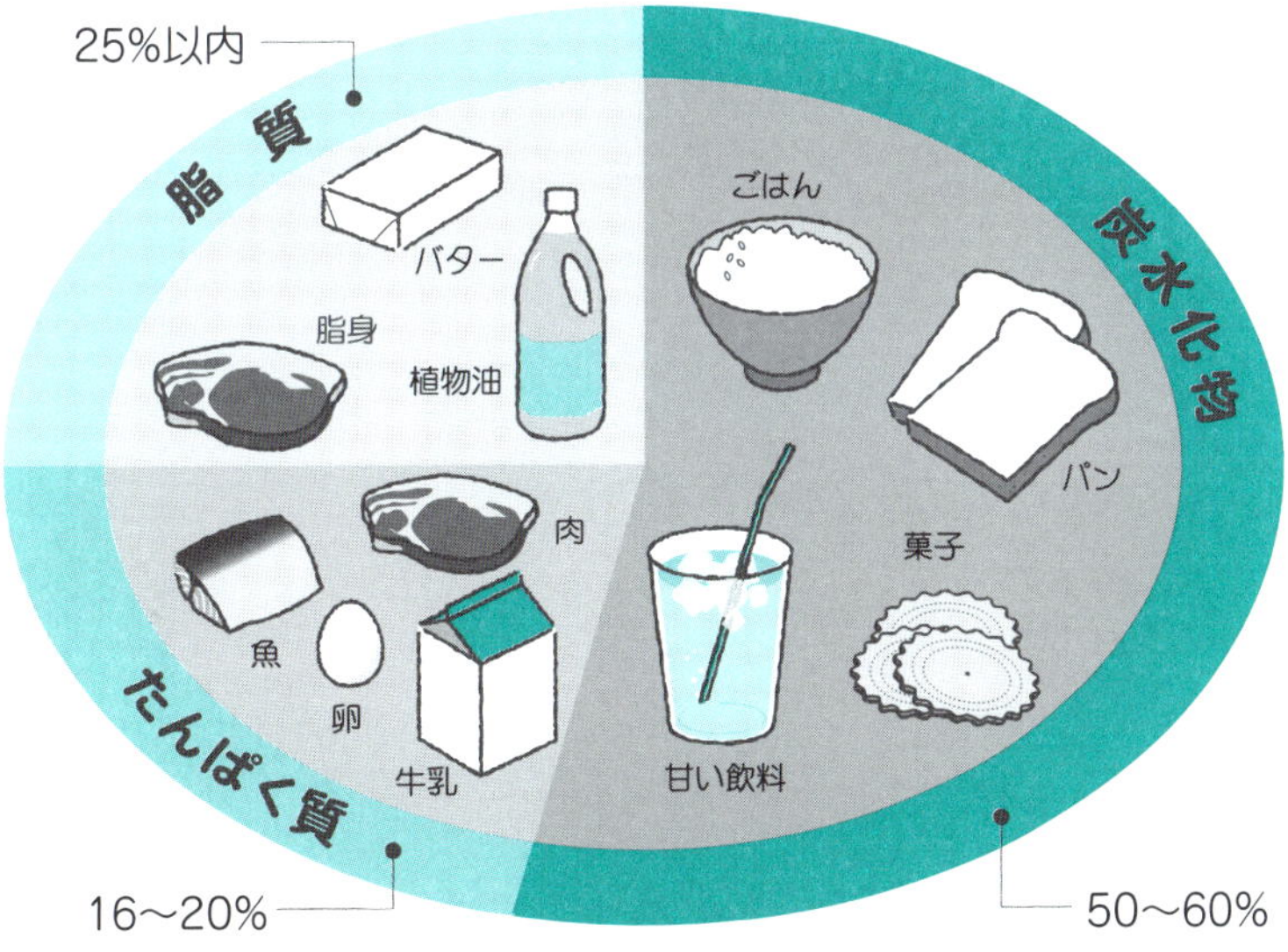

8

食事療法②

ＣＫＤでは食塩は１日６ｇ未満に抑えるのが基本です

人は古来より塩の少ない環境で進化してきているために、少ない塩に適応する能力には優れているのですが、多すぎる塩に適応する能力はそれほど進化していません。昔はむしろ塩は高級品で、庶民には手に入りにくかったくらいです。このため塩をとりすぎると、むくむだけでなく血液量を増やして心臓や血管に負担をかけ、高血圧やＣＫＤの原因となります。戦後、塩や食品が豊富に手に入るようになったことにより、糖尿病や心臓病、そしてＣＫＤが増えるようになったのは、なんとも皮肉なことです。

２０１２年の日本人の平均的な食塩摂取量は、１日に男性が11・４g、女性が９・６gと発表されています。厚生労働省は２０１５年４月に日本人の食塩摂取量の目標を、１日に男性８・０g未満、女性７・０g未満に引き下げました。これは健康な人の予防という観点からの研究結果にもとづいた推奨です。ですから高血圧や心臓病がなくても、家族そろって塩分を少なくするのに越したことはありません。そしてＣＫＤになった場合はもう少し塩分量を減らす必要があり、「１日６g未満」が基本になります。

ただし、ステージＧ１、Ｇ２（ＧＦＲが60mL／分／１・７３㎡以上）の人で高血圧やむくみがなければ、健康な人を対象にした数値まで下げればよいとされています。

逆に、塩分の不足については一般的には心配する必要はありません。１日３g以上はとらないと塩分が不足しますが、これは普通の食生活ではまず起こりえません。しかし、とくに高齢者が病気のために食べる量が極端に減ってしまうと、塩分が不足する可能性があります。

血液中のナトリウム値が低くなりすぎると「低ナトリウム血症」となることがあります。血液中のナトリウム（Naが略号）値が135mEq／L以下は異常に低いということになり、とくに130mEq／L未満になると認知症のように集中力や記憶力が低下する危険な状態になります。

塩分の取りすぎでは、普通は血液中のナトリウム濃度は水分で薄まって高くはなりません。血液中のナトリウム値が正常だからといって、塩分を取りすぎていない、ということにはならないのです。どのくらい塩分を取っているかは、尿の中のナトリウム濃度を測ることで計算できます。

食塩摂取量の目標

	男性	女性
健康な人 ステージG1、G2で 高血圧・むくみがない	8.0g未満	7.0g未満
CKD（上記以外）	6.0g未満	

（「日本人の食事摂取基準2015年版」，CKD診療ガイドより引用，改変）

食塩摂取量を減らすには

食塩摂取量を減らすには、食品選びや調理の方法を工夫することが大切です。食品には、食塩を多く含むものがあります。梅干しなどの漬物、ハムやソーセージなどの肉加工品、干物やシラス干し、魚卵などの塩蔵品が代表的です。みそ汁などのスープ類、ラーメンやうどんなどのめん類、丼物などの料理にも、食塩は多く含まれています。佃煮やふりかけなどのご飯のおともにも、塩分が多い含まれいますから食べる量に注意します。

塩分を控えるためには、食品や料理にどのくらいの食塩が含まれているかを知ることがまず重要です（180ページ参照）。最近の加工食品には塩分やエネルギー量の表示がされているものが多いので、そういうものを選びましょう。食塩を多く含むものは、食べても少量にとどめておくようにします。また煮物などを調理するときは、最初にダシだけを使って煮込み、食べるときに少量の塩やしょうゆで味をつけるとおいしく、効果的に減塩をすることができます。

しょうゆやみそ、ソースなどの調味料にも、食塩は多く含まれています。減塩の調味料を使い、天然素材のだしや香辛料、かんきつ類のしぼり汁などを使って風味をつけると、薄味でもおいしく食べられます（180ページ参照）。なお減塩や無塩の調味料には、ナトリウムの代わりにカリウムが含まれている場合があります。カリウムには心臓を守る働きなどがあり大切な栄養素ですが、腎機能が低下してステージG４以下になったり、RAS系の降圧薬などを服用していると、カリウム値が増加する危険性があるので、食品にカリウムが多く含まれていないかを確認する必要があります。

食塩 1g を含むおもな食品の量

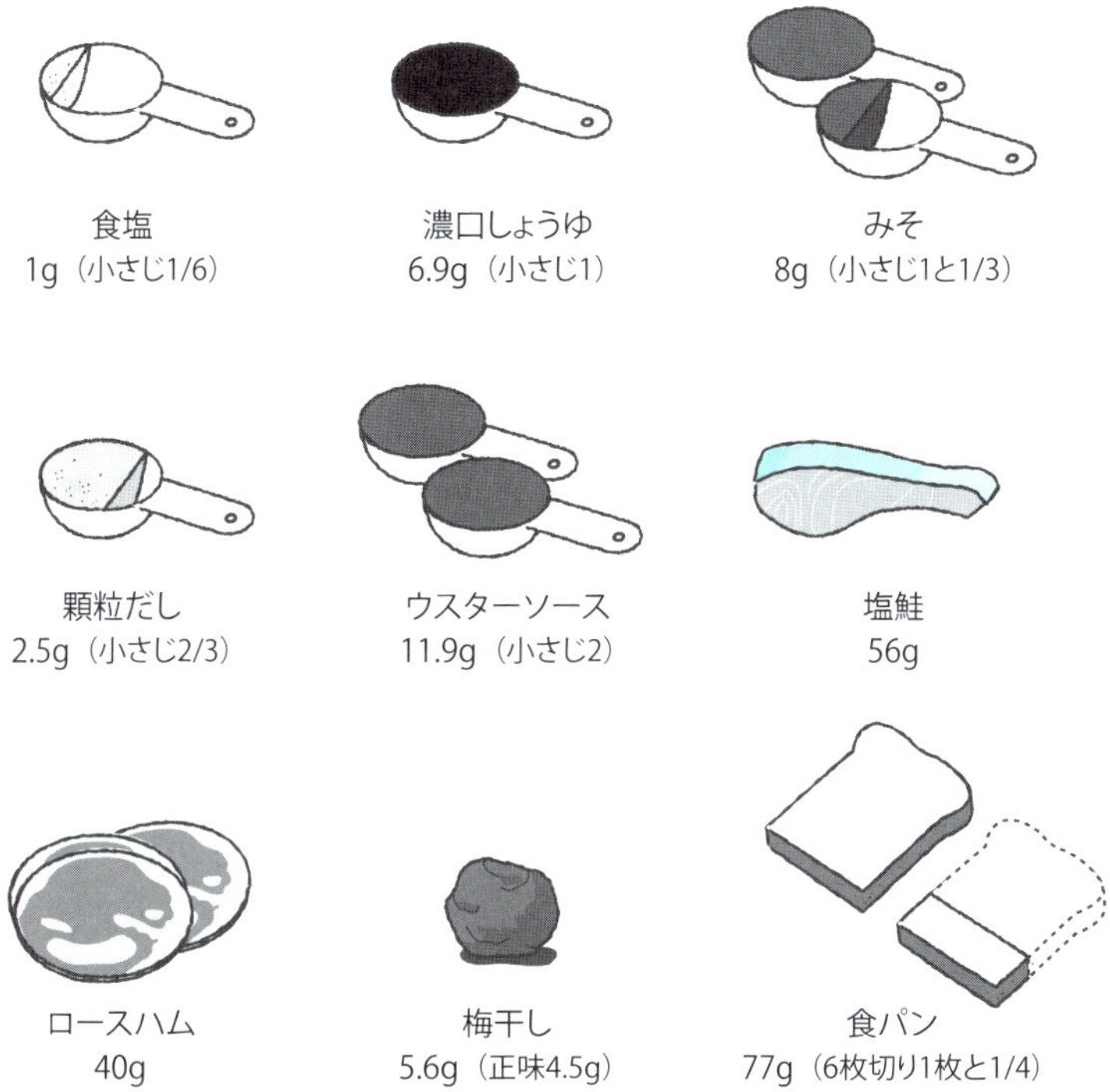

注・小さじ1は5mL。

食塩とナトリウム

食塩（塩化ナトリウム）は、ナトリウムと塩素が結合したものです。食品の栄養成分表示としては、ナトリウム量（mg）の記載が多く見受けられますが、ナトリウム量の食塩相当量は、以下の換算式で求められます。

食塩相当量（g）＝ナトリウム（mg）× 2.54 ÷ 1000

9

食事療法③

腎機能が低下すると、たんぱく質の制限が必要

たんぱく質は、筋肉や血液などの体をつくる材料となる栄養素です。体内で利用されたあとは老廃物（尿素）として腎臓でろ過されて排出されます。腎臓の機能が低下すると、この老廃物を十分に排出できなくなり、血液中に増えてしまいます。

そのため、ＣＫＤの食事療法では、腎機能の状態に応じてたんぱく質の摂取制限が必要になります。たんぱく質を制限することで、腎機能の低下が進むのを抑えるだけでなく、透析療法などの腎代替療法を開始する時期を遅らせることができます。

厚生労働省の日本人の食事摂取基準（２０１０年）によると、健康な日本人のたんぱく質摂取推奨量は１日に標準体重１kgあたり０・９ｇです。標準体重が60kgの人であれば、１日に摂取するたんぱく質の量は54ｇになります。

ステージＧ１～Ｇ２では、たんぱく質の制限は必要ありませんが、過剰に摂取しないようにします。

ステージＧ３（Ｇ3aとＧ3b）では、１日に標準体重１kgあたり０・８～１・０ｇが推奨されます。ステージＧ４～Ｇ５では１日０・６～０・８ｇに制限しますが、エネルギー量の確保が必要です。たんぱく質をこのように制限しながら、必要なエネルギーを確保するのは決して簡単なことではありません。というのも、たんぱく質を減らした分のエネルギーを脂質や糖質で補うことになり、う

まくできないと脂質異常が悪化したり、血糖値が増加することになります。

高齢の患者さんに、たんぱく質制限を行うと栄養不足になるだけでなく、好きなものを食べられなくなってうつ状態になる人が少なくありません。たんぱく質制限を行うには、意欲と理解力が必須になります。

とはいえ、ステージのG4以降で腎機能の低下を遅くする効果を確実に求めるためには、1日0・6g未満というさらに厳しいたんぱく質制限が必要なことが、これまでの研究で明らかになっています。比較的若い年代で、治療意欲と理解力が高い患者さんにのみ、この厳しいたんぱく質制限を勧めています。この厳しいたんぱく質制限を実行するためには、低たんぱくご飯などの特殊調整食品を利用したり、あらかじめ調整した食事を宅配で受け取るサービスを利用する方法があります。

たんぱく質を多く含む食品は、肉や魚、卵などですが、これらの食品を今までの3分の2ぐらいに量を抑えるだけでも、たんぱく質摂取量を減らすことができます。どのような食品にどのくらいたんぱく質が含まれているのか、よく食べる食品については「たんぱく質10gを含む量」（183ページ参照）を知っておくと、1日のたんぱく質量を考えるときに便利です。

また、たんぱく質を体内で有効に活用するためには、良質のたんぱく質をとることも大切です。良質のたんぱく質を含む食品とは、体内では合成できない必須アミノ酸をバランスよく含む食品のことです。動物性のたんぱく質よりも植物性たんぱく質をより多くとるほうが、腎臓の保護に役立つことが研究で示されています。とくに大豆食品はイソフラボンなどの抗酸化作用をもつポリフェノールを多く含み、腎臓だけでなく心臓病の予防にも役立つことがわかっています。

嗜好品のとり方

1日の飲酒量はワインなら200mL程度に

お酒とCKDの関係は、どのようになっているのでしょうか。最近発表されたPREVEND研究という欧米の5476名を対象にしたCKDの進行を抑制する研究では、「アルコール摂取はCKDの進行を遅くする」という結果が出ました。アルコールには善玉のHDLコレステロールを増加させる効果があり、血圧も低下させることにより心血管疾患の発症や死亡率の減少につながるという結果なども出て、心臓病や腎臓病、そしてある種のがんに対する飲酒のよい面が、最近クローズアップされています。

一方、過度の飲酒による弊害も明らかです。過度の飲酒は判断力を鈍らせ、他人との関係に障害をきたします。日本人の大量飲酒者とは、毎日60g以上のアルコールを飲む人のことで、日本酒なら3合以上です。この量の飲酒を続けると、脂肪肝そして肝硬変となります。

また大事なのは、アルコールといっしょに降圧薬や不整脈の薬など心臓や血管に作用する薬を服用すると、血圧が急に下がりすぎたり、不整脈が起きたりすることがあります。また過度の飲酒により、利尿作用で脱水になると腎機能は悪化します。そのうえ過度の飲酒をする人は、それ以外の食事が極端に少なくなり栄養失調になることが少なくありません。つまり、食事とともにたしなむ適度の飲酒が大事なのです。

以上のような理由で、飲酒については各ガイドラインは一律に禁止してはいません。日本高血圧学会のガイドラインでは、1日の飲酒量をアルコール（エタノール）量として、男性では20～30g以下、女性では10～20g以下にすることをすすめ、日本腎臓学会の２０１２年ＣＫＤガイドでもこれを踏襲しています。

20gのアルコール量を実際のお酒の量に換算すると、ビールは５００mL缶1本、日本酒は1合弱、ワイン２００mL、ウイスキーダブル60mL、35度焼酎では０・4合（72mL）となります。これをもの足りなく感じる場合は、その方の飲酒量は過度ということになります。過度の飲酒による弊害は明らかです。またこれまで飲酒の習慣のない方が、無理に飲酒をはじめる必要はありません。

血液中の尿酸値が高い方の場合は、常習的な飲酒は控える必要があります。血液中の尿酸は尿とともに排出されますが、腎機能が低下すると尿酸を十分に排出できなくなります。このため、ＣＫＤのある人は高尿酸血症を発症しやすくなります。

高尿酸血症は食べすぎ、高プリン体・高脂肪・高たんぱく食、お酒の飲みすぎ、運動不足などの生活習慣が原因になって起きます。アルコールは乳酸を増やして尿酸の排出を抑えるので、症状の悪化につながります。プリン体が含まれているかどうかにかかわらず、尿酸値が高い人は飲酒は控えましょう。

コーヒーや煎茶、紅茶にはシュウ酸やカフェインが含まれており、その取りすぎはシュウ酸結石という尿路結石では2番目に多い原因となります。またカフェインは多発性嚢胞腎では、その嚢胞の悪化の原因となる可能性があります。いずれにしろ嗜好品は適度にとることが大切で、食後に飲むことでシュウ酸はカルシウムと結合して吸収されにくくなります。カフェインは心血管疾患のリスクにもなるので、少なくとるに越したことはありません。

11

禁煙の必要性

血管を傷めて動脈硬化を進め、CKDを発症

喫煙はCKDを発症させる原因のひとつで、病状を進行させます。CKDの原因疾患であるIgA腎症の患者さんを追跡調査した研究では、喫煙本数が多い人ほど腎臓の働きが低下する確率が高いことがわかっています。

タバコに含まれているニコチンは、血圧を上昇させるとともに心拍数を増加させ、血液の粘着性を高めて動脈硬化を進行させます。一酸化炭素はヘモグロビンといち早く結びつくため、血液中の酸素量を減らし、低酸素状態を招きます。喫煙がもたらす動脈硬化や有害物質の排泄は、腎臓の負担を増やしCKDを悪化させます。

心臓に悪いことはいうまでもありません。喫煙者は、吸わない人に比べて男性で心筋梗塞になる危険性が3・6倍高いことが米国のフラミンガム研究で証明されています。突然死にいたっては10・7倍ということですから、腎臓が悪くなる前に心血管疾患で死ぬ危険性がはるかに高いわけです。

喫煙は、肺がんや食道がん、胃がん、喉頭がん、膀胱がんの原因にもなります。喫煙をしている患者さんには、「禁煙しないと、薬の効果は帳消しになりますよ」と説明して、必ずタバコを止めていただいています。

ニコチンには依存性があるので、禁煙を成功させるには準備が大切です。「禁煙するぞ！」と決意したときが禁煙のベストタイミングですが、仕事の多忙な時期や集まりの多い年末年始はさけ

て、適切な開始日を選びましょう。

家族や職場の人に「今日から禁煙します！」と公言して、禁煙を実行します。タバコを吸いたくなったら禁煙によるメリット、たとえばCKD改善、高血圧改善、口臭改善、タバコ代節約などを具体的に思い浮かべます。

禁煙開始から1～2日で体内からニコチンがなくなり、禁断症状が現れます。イライラして集中力が低下したときは、深呼吸やストレッチなどで気分転換をします。ニコチン依存が強く禁断症状を乗り越えにくいときは、ニコチンを皮膚や粘膜から補給して、その量を少しずつ減らす「ニコチン代替療法」が有効です。薬局で市販されているニコチンガムと、医師が処方するニコチンパッチがあります。

長年の喫煙習慣があり自力での禁煙がむずかしい場合には、禁煙外来を受診して医師の指導のもと、禁煙補助薬の処方を受けながら禁煙を達成する方法もあります。かかりつけ医に相談してみましょう。

20本を超える喫煙はCKDの発症・進行因子

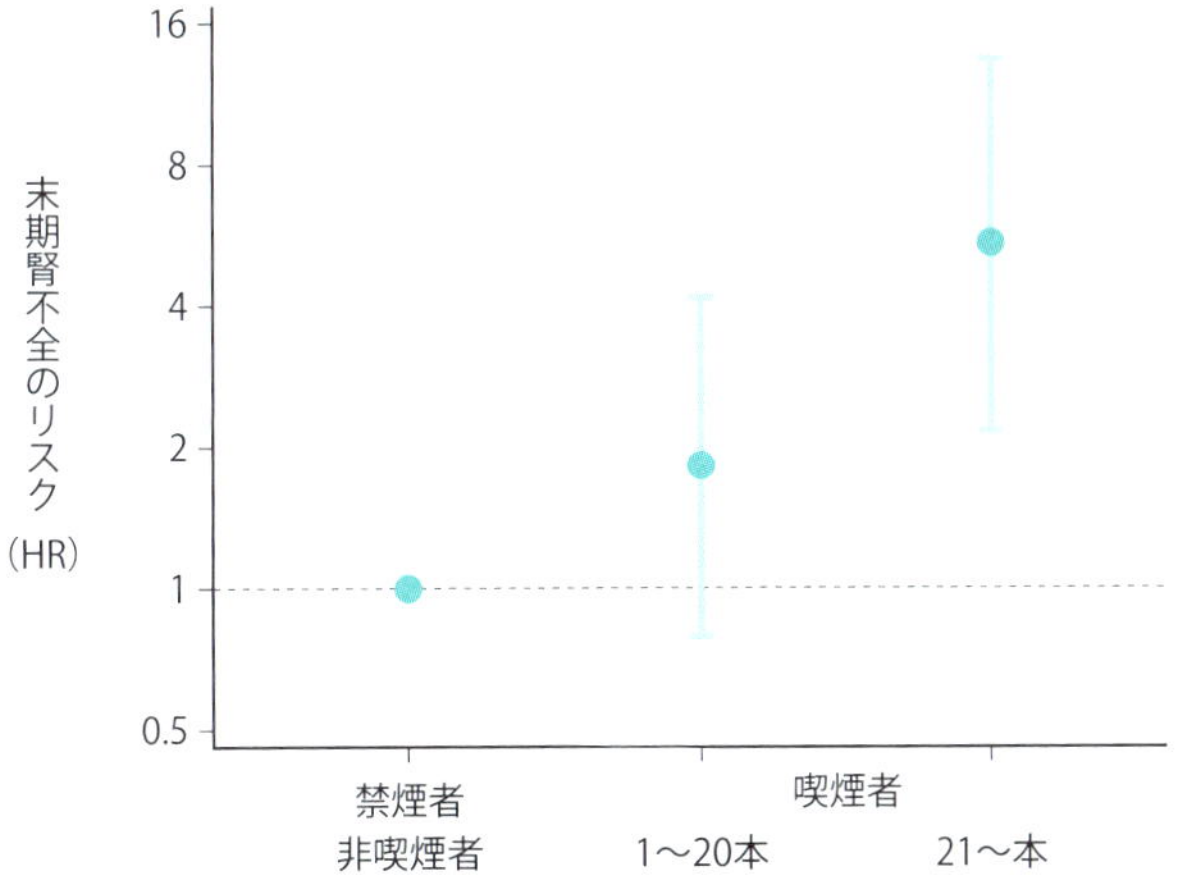

IgA腎症患者（CKD患者）の末期腎不全発症予測因子の同定．後方視的コホート研究（観察観察5.8年）．IgA腎症患者971人．

（Yamamoto R, et al. Am J Kidney Dis 2010；56：313-324．より引用，改変）

12

運動のすすめ

「プラス10」からはじめましょう!

CKDの症状改善や進行予防のために、どのくらい運動すればよいのでしょうか。

厚生労働省は「健康づくりのための身体活動基準2013」を発表し、生活習慣病の予防として1日1万歩運動をさらに発展した「運動基準値」を策定しました。それによれば、18歳から64歳までは強度が3メッツ以上の身体活動を1週間に23メッツ・時にくわえ、同じく強度3メッツ以上の運動を1週間に4メッツ・時行うという目標です。

具体的には歩行またはそれと同等以上の強度の身体活動を毎日60分以上、および息が弾み汗をかく程度の運動を毎週60分行うことを推奨しました。65歳以上の場合は、強度を問わず身体活動を1週間に10メッツ・時以上行うとしました。

「メッツ(METs)・時」とは国際的にも広く使われている活動量の単位で、3メッツ・時は60分間の歩行(平地を時速4km)にあたります。この単位の便利なところは、自分の体重を掛け合わせると、だいたいの消費エネルギーが簡単に計算できるところです。

例えば体重が60kgの人が1時間の歩行(3メッツ・時)をすれば、180kcal消費したことになります。最近は加速度センサー内蔵型の歩数計の開発が進んでおり、また歩数計を内臓したスマートフォンなどを1日中身につけていることで、エネルギー消費量を知ることができます。

さて、メタボリックシンドロームのある人に

●健康づくりのための身体活動基準 2013

血糖・血圧・脂質に関する状況		身体活動（生活活動・運動）		運動		体力（うち全身持久力）
健診結果が基準範囲内	65歳以上	強度を問わず、身体活動を毎日40分（＝10メッツ・時/週）	今より少しでも増やす（例えば10分多く歩く）	—	運動習慣をもつようにする（30分以上・週2日以上）	—
	18～64歳	3メッツ以上の強度の身体活動を毎日60分（＝23メッツ・時/週）		3メッツ以上の強度の運動を毎週60分（＝4メッツ・時/週）		性・年代別に示した強度での運動を約3分間継続可能
	18歳未満	—		—		—
血糖・血圧・脂質のいずれかが保健指導レベルの者		医療機関にかかっておらず、「身体活動のリスクに関するスクリーニングシート」でリスクがないことを確認できれば、対象者が運動開始前・実施中に自ら体調確認ができるよう支援した上で、保健指導の一環としての運動指導を積極的に行う。				
リスク重複者又はすぐ受診を要する者		生活習慣病患者が積極的に運動をする際には、安全面での配慮がより特に重要になるので、まずかかりつけの医師に相談する。				

●消費エネルギーの計算式

エネルギー消費量（kcal）＝1.05×エクササイズ（メッツ・時）×体重

は、週に10メッツ・時以上の有酸素運動が内臓脂肪の減少に効果的なことが明らかになっています。このような有酸素運動は高血圧や糖尿病、脂質異常症、もちろんCKDの人にも有用です。

　水泳や水中ウォーキングは、股関節や膝関節に負担をかけずに全身の筋肉を使うことができるので、勧めています。ゆっくり泳ぐ程度で5～6メッツの運動となり、ほどほどの速さの水中歩行でも4・5メッツ・時ほどの有酸素運動となります。したがって、週に2回60分泳げば、それだけで目標を達成することができます。

　ちなみに、これまでは有酸素運度を20分以上続けないと脂肪の燃焼につながらないとされてきましたが、最近の研究では1日に30分の運動を1回行っても、10分を3回行っても、減量効果には差がないという結果が出ています。

いずれにしても、運動の継続に失敗する最大の原因はオールオアナッシングという考え方と、もうひとつはおもしろくないことは長続きしないということです。ご自分にとって、おもしろいと感じられることを、まずできる範囲ではじめることです。

1日10分多く体を動かす

先の「身体活動基準」ではアクティブガイドを設定し、「プラス10」運動を推奨しています。すなわち、「今よりも1日10分多く体を動かそう！」です。厚労省の推計では、この「＋10」によって「死亡のリスクを2・8％」「生活習慣病発症を3・6％」「ガン発症を3・2％」「ロコモ・認知症の発症を8・8％」低下させることが可能であることが示唆されています。さらに減量効果として「＋10を1年間継続すると、1・5～2・0kg減の効果が期待できる」としています。運動の効果を示したとても実践的な提言です。

ところで、肥満のない人、減量する必要のない人は、運動をしなくてもよいのでしょうか。実は、多くのCKD患者さんは、肥満とは逆のやせになっていることが最近は問題視されるようになってきました。とくに高齢でやせの方は、注意が必要です。昔から太っている年寄りは長生きといわれているのは本当で、高齢者はエネルギーをしっかり取る必要があります。レジスタンス運動と有酸素運動の組み合わせが、筋力の増加に有効であることがわかっています。消費エネルギーを増やすだけでなく、それ以上にエネルギーをしっかりとることが、やせの人にはとても重要です。

では、ご自分の身体活動と運動の量はどのように決めたらよいのでしょう。ＣＫＤの方は、運動をはじめる前に心臓に問題がないかを確認する必要があります。心電図や心臓超音波検査などを受けて、心臓の状態を調べてもらいましょう。また狭心症や心筋梗塞の既往のある方は、循環器の専門医にトレッドミル検査などで運動量を決めてもらう必要があります。心臓の機能に問題がなければ、心拍数が１００〜１２０回／分以内の強度の運動は可能です。１週間10メッツ・時を目指しましょう。

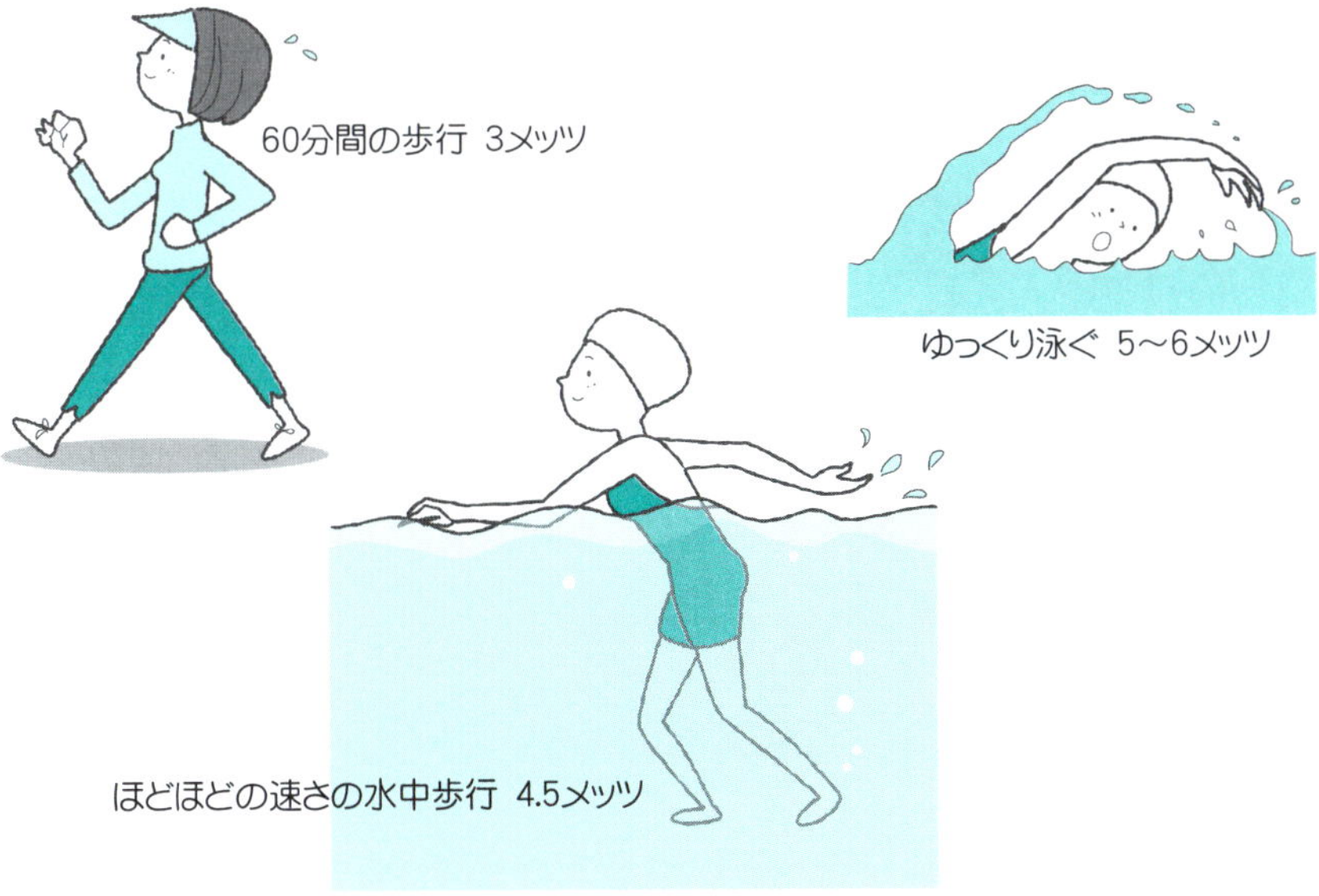
60分間の歩行　3メッツ
ゆっくり泳ぐ　5〜6メッツ
ほどほどの速さの水中歩行　4.5メッツ

13

ストレス対策

ストレスの原因を確かめて、対処法を学びます

ストレスは、精神医学的にはプレッシャーや緊張感を感じることです。ポジティブなストレスは運動選手の運動能力を向上させ、人が仕事をするうえで意欲や能力を向上させるという大切な側面があります。しかしながら、その程度が大きくなりすぎると、それを処理できなくなりネガティブなストレスとなります。このネガティブなストレスは脳卒中、心臓病、消化管潰瘍、喘息、うつ病だけでなく、ほとんどの病気の原因や悪化因子となり、当然のことながらＣＫＤを悪化させる原因にもなります。

最近興味深い結果が発表されました。それは同じようにストレスを感じていても、そのために病気になってしまうと悩む人は、それを病気とは結びつけて考えない人よりも、明らかに病気になる確率が高かったという研究です。これはどういうことを示しているのかというと、すなわち、病気の原因はストレスそのものではなく、それに対する個々人の対応の仕方にかかっているということです。※

同じ量のストレスを受けていても、原因となる物事（ストレッサーと呼びます）に対する解釈がポジティブであり、解決できないとしても、それに適応することができる人は病気になる確率が低いということです。

緊張すると胸がドキドキする、というのはだれもが経験することです。そもそも人は身体的に危険がせまると、交感神経系が強く反応してアドレ

ナリンやノルアドレナリンが放出され、危険から身を守ろうとする防衛反応を起こします。このため、脈拍は増え心拍出量は増加して血圧を上昇させ、呼吸数を増やし、発汗をうながし、筋肉の緊張状態をつくり出します。これによって「火事場の力持ち」などと称される、普段以上の特殊な力を出すことができるようになります。

そして、命を保つために体は守る臓器に優先順位をつけます。すなわち心臓、肺、筋肉、そして脳といった主要な臓器を最大限に駆使する一方で、それ以外の差しあたって重要ではない消化管、免疫系、そして腎臓など臓器への血流を減らします。このため災害などで激しい身体的ストレスに直面すると、急性腎障害という腎臓の働きをシャットダウンするような現象が起きます。こうした反応は、精神的なストレスと並行して起きる身体的なストレスです。

※Piazza, JR他：Annals of Behavioral Medicine 2013：45：P110

●同じストレスを受けても…

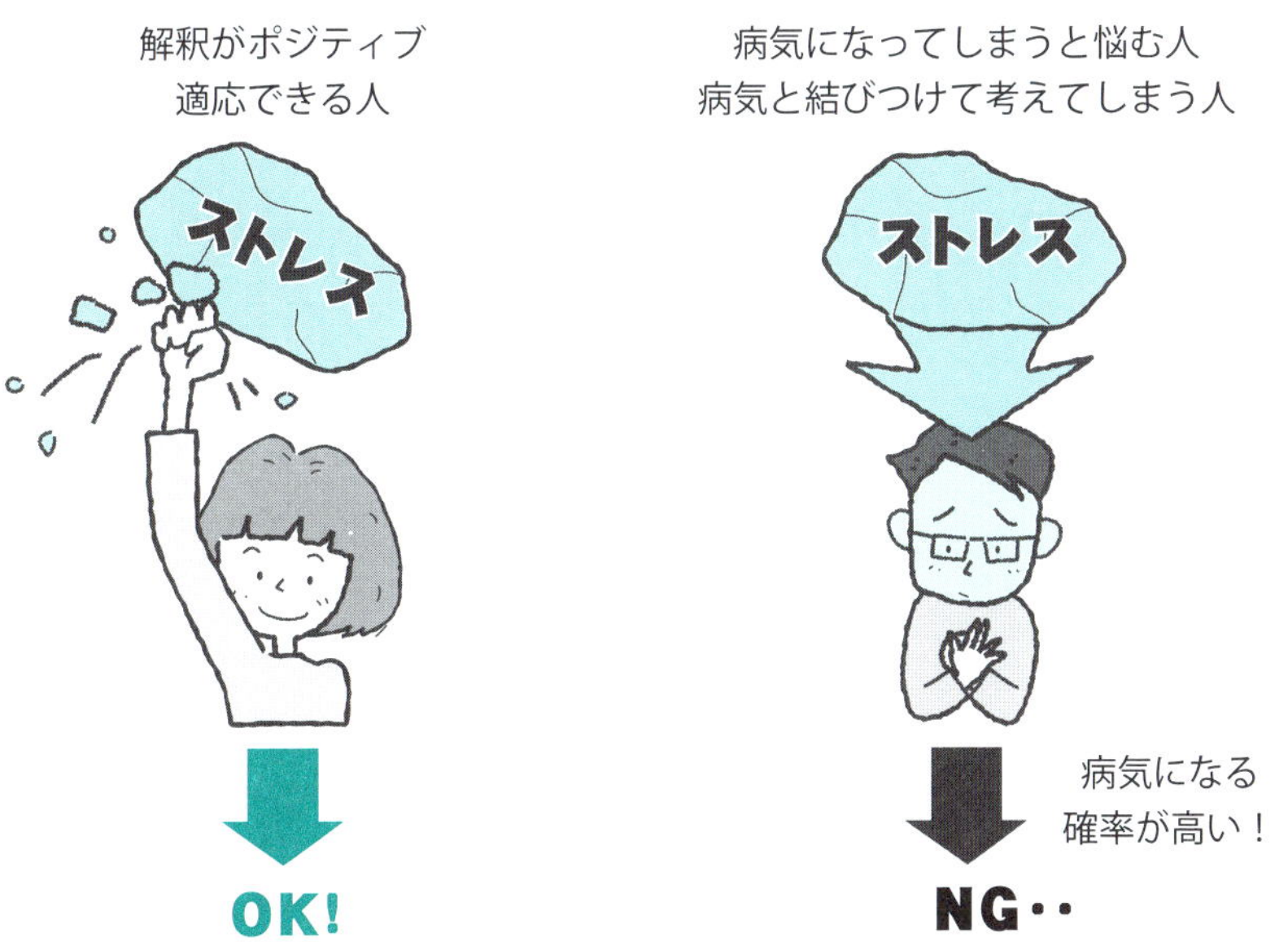
解釈がポジティブ
適応できる人
ストレス
OK!
病気になってしまうと悩む人
病気と結びつけて考えてしまう人
ストレス
病気になる
確率が高い！
NG・・

ストレスによる体の反応

　ストレスによる体の反応は、ほかにも数多くあります。身体的なストレス反応としては、汗をかく、腰痛、背部痛、胸痛、過食、拒食、筋痙攣、勃起不全、性欲低下、失神、頭痛、心臓病、免疫低下、多動、胃部不快感、下痢、チック、不眠などがあります。精神的な反応には、怒りっぽくなる、不安、燃え尽き、うつ状態、忘れっぽくなる、ナーバス、多動、倦怠感、悲哀があります。行動的には過食や拒食、キレやすい、薬物依存、アルコール依存、喫煙、閉じこもり、泣いてばかりいる、他人と関われない、などがあります。

　精神的とはとても思えないような症状でも、ストレスが原因になっているものが多くみられます。例えば、腰痛の80％は筋肉や骨の異常はなくストレスが関与しているといわれています。この場合は実際の骨や筋肉には異常は起きないのですが、たこつぼ心筋症という心臓病は、ほかの病気や入院、治療などによるストレスによって起き、実際に心臓が悪くなってしまう代表的な病気です。そして、ストレスを取り除くとこの心臓病は治ります。

　実は腎臓病の治療でも、治療そのものがストレスになり症状が悪化することが少なくありません。とくに問題が起きやすいのは、高齢者への「食事指導」です。たんぱく質制限やカリウム制限などを杓子定規に高齢者に指示すると、混乱して何も食べられなくなり一挙に腎機能が悪化してしまう患者さんが少なくありません。

　では、ストレスにはどのように対処をすればよいのでしょう。

　まずは、自分のストレス度をチェックすることです。ちなみに職場におけるストレスチェックは2015年12月より事業者に義務付けられました。インターネットには多くのストレスチェックアプリなどがあるのでこれを活用します。

次に、自分のストレスの原因（ストレッサー）を整理します。主要なストレッサーには死別・離別、家庭環境（妊娠出産、育児、家族間問題など）、金銭問題、仕事に関わること、学校環境、災害、そして病気や事故などがあります。その原因を見極めるのにカウンセラーや心療内科医が役に立つと思います。

ストレス軽減3つの手段

そのうえで、そのストレスをどうやって軽減するかを考えます。ストレスをゼロにすることはできませんが、軽減することはできます。ストレスの軽減法は、おもに3つの手段があります。

【自分自身を改善】

第1は自分自身の改善です。抱えている問題を人に話すように心がけます。職場や家庭環境での役割が過剰と考えられるのなら、それをほかの人とシェアして共同で行うようにします。何に対しても、イエスマンになってはいけません。できないことにはノーといいましょう。

ストレスの解消目的でアルコールや薬物にたよると、依存症に陥ります。寝酒は確かに入眠をよくするのですが、過剰な飲酒は早く覚醒してしまう結果になります。コーヒーなどのカフェインは避けるようにします。栄養ではカリウム値が高くない人は野菜や果物をとる習慣をつけます。カリウム制限のある人は、水溶性ビタミンやカルニチンなどが入った総合ビタミン剤を服用します。

毎日、自分のための時間を持つようにしてリラックスできるようにします。先に述べた「プラス10エクササイズ」はまず試みるべきことです。リラックスするためにエクササイズのほかにも、ヨガやマッサージ、アロマセラピーなど役に立つことはたくさんあるはずです。

こうしたことが自分で出来なければ、心理カウンセラーの助けを借りることが大事です。病気に関するストレスは、病気を理解し前向きに治療に専念できるように担当医師によく説明してもらうことが大事です。医師のなかにはこうした対応が苦手な人も残念ながらいます。その場合はほかの医師に代えてみることです。ほかの医師を紹介することは医師の義務のひとつですし、患者の身になって考えられる優れた医師はそれをいとわないどころか、むしろ歓迎するはずです。

【ストレス管理法】

第2はストレス管理法の習得です。長い人生には、さまざまなストレスがあなたを待ち受けています。そうしたストレスのほとんどは、ご自分がそれをどう考えるかによって軽減することが可能です。先に述べたように、体に害を与えるかどうかはあなたの考え方しだいなのです。ストレスに関係する本で学んだり、教育コースなどを受講したり、心理カウンセラーに教えてもらう機会などを探してみましょう。

ストレスに押しつぶされそうになる人は、自分自身を抑圧し続けることが多いようです。無理をやめて、自分をいたわることも大切です。感情を抑制しすぎるとストレスはたまる一方ですから、吐き出すことも必要です。「笑い」は交感神経の緊張をやわらげる効果がありますから、ときには大声を出して笑ってみるのもいいでしょう。

睡眠や休息を十分にとると、ストレスは軽減されます。熟睡感があり、目覚めがさわやかな上質な睡眠をとるには、事前の準備が大切です。昼間はこまめに体を動かして、適度な運動を心がけます。就寝の1～2時間前には入浴して、心身をリラックスさせます。ほのかな明かりが眠気をさそうので、間接照明にして音楽などを聴きながらゆっくりすごしましょう。入浴後2時間ぐらいして体温が下がり始めるころが、深い眠りに入りやすいタイミングです。1日7～8時間は眠り、その日の疲れは一晩で解消しましょう。

【服薬】

最後に服薬です。医師がこのような目的で投薬する場合は、不安神経症やうつ病という診断にもとづいて行います。このような病気に診断される場合は、こうした投薬がとても役に立つはずです。ただ、こうした薬はストレスそのものを解決するわけではないので注意が必要です。睡眠薬に関しては安全に飲み続けられるものがありますので、これも心療内科など専門医に処方してもらう必要があります。多くの内科医には、不眠治療は専門外であり困難です。

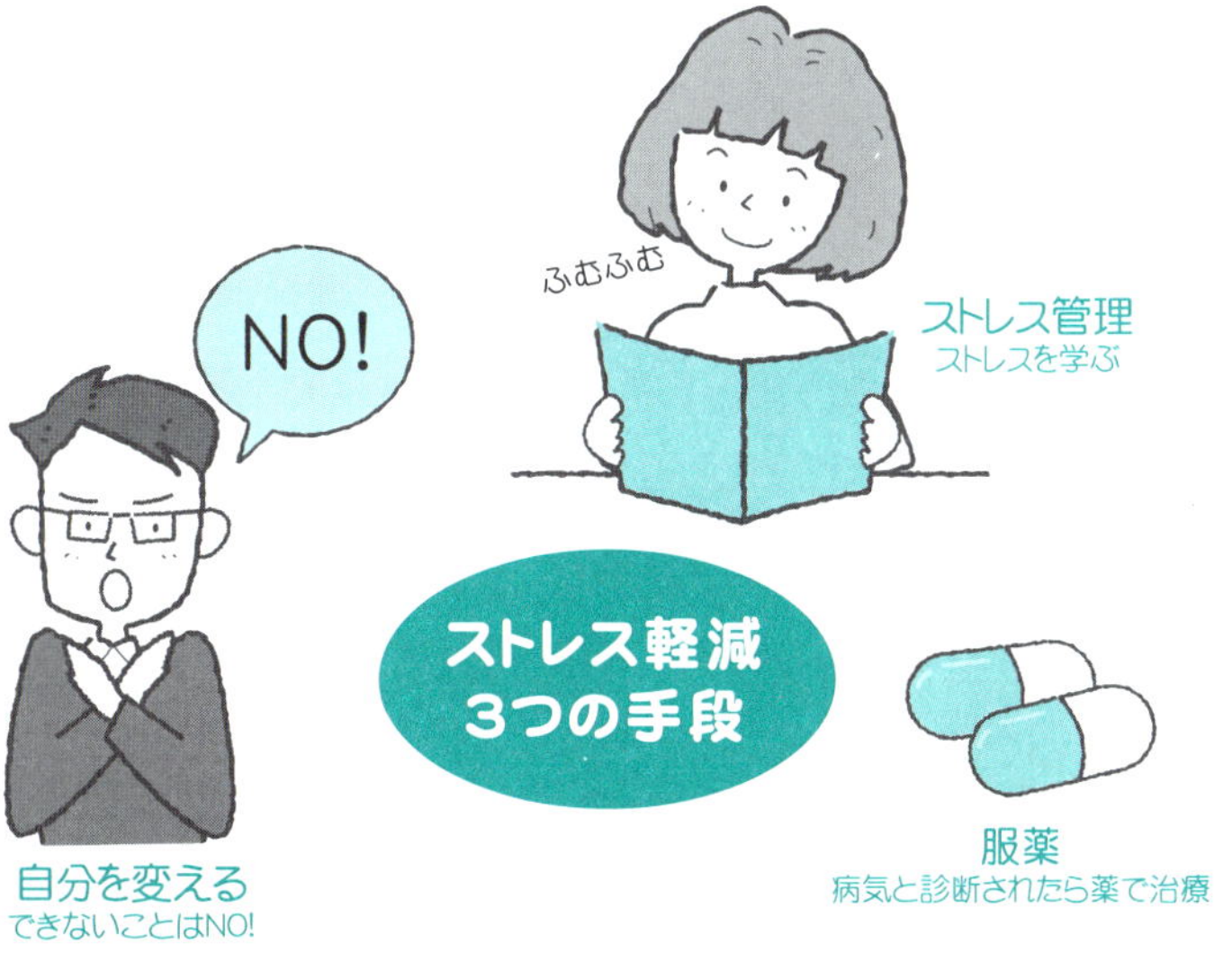
ふむふむ
ストレス管理
ストレスを学ぶ
NO!
ストレス軽減
3つの手段
自分を変える
できないことはNO!
服薬
病気と診断されたら薬で治療

14 「共通する治療」をステージ別にまとめると

ＣＫＤに共通する治療を、重症度分類のステージ別にまとめてみましょう。

ステージG1

ステージＧ１では、ｅＧＦＲ（腎機能）は90㎖／分／１・７３㎡以上と正常です。この場合、尿たんぱく（あるいはアルブミン）や潜血が陽性であればＣＫＤと診断されます。その尿たんぱくの量が多いほど病気として進行していたり、生命のリスクが高くなります。

代表的な病気には「ネフローゼ症候群」といって、むくみがひどくなる腎臓病があります。また尿検査に異常がなくても、画像検査で異常があるなど腎臓の障害を示す異常があればＣＫＤと診断されます。それには「多発性嚢胞腎などの遺伝病」が含まれます。

なかにはｅＧＦＲが１２０㎖／分／１・７３㎡以上と、高値を示すことがあります。通常は、問題はありません。しかし、糖尿病ではいったんこのように腎臓が過剰に働かされて、その後低下することがあるので、この段階でしっかり糖尿病を治療することが大事です。

ステージG2

ステージＧ２は、ｅＧＦＲ（腎機能）が60～90㎖／分／１・７３㎡とまだそれほど下がっていません。Ｇ１と同じように、尿検査異常や画像検査での異常があればＣＫＤと診断されます。Ｃ

KDがなくても、加齢によってこのくらいまで腎機能は低下することがあります。ただし、「痛風腎」などのように、尿検査や画像検査に異常がなくても、しだいに腎機能が低下する場合がありま す。このような場合は、経過を観察しながら腎機能をモニタリングすることで病気をみつけることが可能です。

腎機能だけをみればステージG１、G２で腎臓に異常がなくても、糖尿病、高血圧、メタボリックシンドローム、痛風などの生活習慣病があれば、CKDになりやすいハイリスク群とされます。CKDを予防するためには必要に応じた生活改善や、リスクとなる生活習慣病の治療を受けることが大切です。

このステージに共通な治療は食事療法での塩分制限（1日6g以下）のみで、ほかはそれぞれの病気の治療となります。とくに原因がはっきりしない場合は、「慢性糸球体腎炎（ネフローゼ症候群は、このうち尿たんぱくが1日3g以上出てくみがある場合の総称です）」とします。そのうえで腎生検による腎臓の病理組織検査を行って種類を特定し、それにあった特有な治療を行います。とくに尿たんぱくがステージA３（０・５g／日以上）である場合は、腎生検による診断が必須です。

ステージG２は、生活習慣の改善がもっとも効果的な時期です。糖尿病では血糖コントロールを徹底し、血圧が１４０／90㎜Hg以上であればRAS系降圧薬を開始します。LDLコレステロール値が高ければスタチンを開始する好機といえます。

ステージG３

ステージG３は、新しい分類で45ｍ／分／１・73㎡を境にG3aとG3bに分かれました。というのは、高齢者では加齢とともに腎機能が下がっていきますが、明らかなリスクになるのはG3bになってからです。65歳以下であれば、G3aから明らかなリスクとなります。

このステージの人は、腎機能が同じレベルであっても、腎臓の障害の程度を示す尿たんぱくのレベルによって、腎不全や心血管疾患のリスクは異なります。尿たんぱくのレベルがA1〜A2の場合、G3aはかかりつけ医、G3bは専門医が中心になって診療が行われます。A3の場合には、G3a、G3bともに専門医による診療が必要です。

このステージの治療は、よりCKDに的をしぼったものになります。食事ではたんぱく質をとりすぎないように（0・8〜1・0g／kg標準体重）、注意が必要です。血液中のカリウム値も定期的なモニターが必要になり、5・0mEq／Lを超えるようならカリウム制限（果物や生野菜、乳製品）が必要になります。このステージまでは、原因疾患にもよりますが、まだ進行を止めることが可能です。

ステージG4、G5

ステージG4、G5では腎機能が高度に低下しているため、専門医による診療が欠かせません。食事のたんぱく質制限をさらに0・6〜0・8g／kg標準体重まで下げると、尿毒症の症状が現れるのを抑えるのに有効です。正確な食事療法が実施可能な患者さんであれば、エネルギーは維持しながらさらに0・6g／kg標準体重まで下げることによって、腎機能の悪化を遅くすることが可能になります。

カリウム制限は、より重要になります。食事で血液中のカリウム値を5mEq／L以下に抑えられないようなら、カリウム値を上げる働きのあるRAS系降圧薬を中止して、逆にカリウムを下げる働きのある利尿薬を開始します。

このほか、腎臓でつくられるエリスロポエチンという赤血球をつくるホルモンが減少し、貧血の進行がはじまる時期です。早い人では、G3bでも貧血が起きます。血色素量が11g／dL以下になるようなら、鉄剤にくわえてエリスロポエチン製剤の注射が必要です。

また、腎臓でつくられるもっとも強力なビタミンDである1,25水酸化ビタミンD_3が減ってくるのと、尿中への排泄が減少することで血液中のカルシウム値は減少し、逆にリン値は増加するようになります。この結果、副甲状腺ホルモンの分泌が盛んになって骨を溶かすようになり、骨密度は減少し骨折しやすくなります。骨のカルシウムが減少する一方、そのカルシムはリンとともに血管などの柔らかい筋肉にたまるようになり、血管を硬くしてしまう結果になります。

この治療のためには活性型ビタミンD_3を服用することと、食事中のリンを下げることが必要になります。このステージになると球形吸着炭を服用することで尿毒素（尿素窒素など）の低減には効果的ですが、飲む量が多いのと食事の間にほかの薬剤とは別に服用することが障害となりやすいのが欠点です。

このほか腎機能が低下した原因疾患に対して、進行させないための治療を行います。G5まで進行した状態を末期腎不全といい、透析療法や腎移植が必要になります。透析療法を受けることになった場合でも、生活改善などが不要になるわけではありません。心血管疾患の予防など、合併症対策を続けていくことが大切です。

生活習慣改善で目標に達しない場合に薬を使います

ＣＫＤの薬物療法は、原因疾患や病状によっても異なりますが、まずは生活習慣の改善からはじめて、目標に達しない場合に薬を使います。用いる薬は根本にある原因疾患に対する治療と、ＣＫＤに共通する症状を抑える治療に分けられます。

原因疾患に対する薬

原因疾患が糖尿性腎症の場合は、糖尿病に対する薬が使われます。糖尿病の薬には、大きく分けて「経口糖尿病薬」と注射薬である「インスリン製剤」があります。

原因が腎硬化症の場合は、高血圧を改善する「降圧薬」が使われます。さまざまな種類がありますが、代表的な薬は「ＲＡＳ系（レニン-アンジオテンシン系）阻害薬」です。

脂質異常症がある場合は、「スタチン」というＬＤＬコレステロール値を下げ、動脈硬化を防ぐ薬が使われます。また、慢性糸球体腎炎はその種類によって「副腎皮質ステロイド薬」など免疫抑制薬が効果的な場合があります。

ＣＫＤによる症状を抑える薬

慢性腎臓病が進行すると、「腎性貧血」や「高カリウム血症」「高リン血症」などが起きてきます。

腎性貧血とは、エリスロポエチンという腎臓でつくられるホルモンが欠乏するために起きる貧血です。人によって貧血症状が現れるステージは異なりますが、通常はステージＧ3b以降に起きます。血液中のヘモグロビンの量が10g／dL以下の場合は、遺伝子組み換えでつくられたエリスロポエチン製剤を2週間から8週間間隔で皮下注射します。また鉄が足りない人は鉄剤を服用しますが、鉄剤だけでは改善しないことが多いのがこの腎性貧血の特徴です。

高カリウム血症では、まず食事を見直してカリウム制限を行うことが大原則です。それでも下がらないときは、食事中のカリウムの消化吸収を抑える薬剤を服用します。ただし、この薬は便秘の原因になってかえってカリウム値が上がったり、「薬を飲んでいるからだいじょうぶ」と過信して食べすぎることがあるので、注意が必要です。

高リン血症では、リンを多く含む食品を控えます。とくに保存食や嗜好品に添加されているリン酸ナトリウムは要注意です。それでも血清リン値が6．0mg／dL以上になる場合は、食事中のリンを吸着して消化吸収を抑えるリン吸着薬を食直前や食直後に服用します。

市販薬・サプリメント

市販のかぜ薬や鎮痛薬には、「非ステロイド系鎮痛薬」が含まれていることが多く、多用すると腎臓の血液の流れをさまたげて腎機能を低下させてしまうことがあります。

医師が処方する薬剤の多くは腎臓から排泄するタイプであるために、ＣＫＤのステージがＧ３以降になり腎機能が低下すると、体内に蓄積して重大な副作用を起こすことがあります。このため腎機能によって、薬の選択や用量の調節が必要になります。とくに抗生物質や抗ウイルス薬、骨粗鬆症治療薬には減量が必要だったり禁忌になる薬剤が多いのです。

また、サプリメントやハーブ、漢方薬に関してはＣＫＤでの安全性が不明な場合も多いので、服用しないに越したことはありません。

16

原因疾患の治療①

「糖尿病性腎症」を早めの血糖コントロールで防ごう

2型糖尿病は、発症してから腎臓が悪くなりはじめるまで10年以上、平均で15年かかります。腎症の発症を防ぐには、血糖を十分にコントロールし続けることが大切です。この段階で目標とするのはHbA1c6％未満、すなわち正常化を目指します。

しかしながら、いったん腎症が発症して腎機能の低下がはじまると、その段階になってから血糖コントロールをよくしても悪化を食い止めるのは難しくなります。その後5年以内に末期腎不全、すなわち透析療法が必要になります。

糖尿病性腎症の早期、すなわち腎機能がまだ低下していないうちに発見するのに有効なのが、「尿中の微量アルブミン測定（尿たんぱくの主成分で、尿たんぱく検査よりも鋭敏）」です。これを定期的に調べておく必要があります。

ところで、糖尿病にかかるとなぜ腎臓が悪くなるのでしょう。それは、血糖値が高い状態が続くと、体中の血管がダメージを受け続けるからです。その結果、腎臓をめぐっている細い血管とその血管によってつくられている「糸球体」という尿をつくる部分が、障害を受けてしまいます。

最初は微量なアルブミン尿だけですが、悪化するとその量は増え、普通の尿たんぱくの検査でも陽性となり、その量も増えて「ネフローゼ」という状態になります。このネフローゼの状態では血液中のアルブミンが失われ、その結果、体中のむくみにくわえて、胸やお腹に水がたまるようになります。そして、腎機能が低下しきる前に、心不全を起こすようになります。

こうした血管への障害は、腎臓だけでなく全身の細い血管と太い血管に起きます。細い血管では、目の網膜に酸素や栄養を送る血管を障害し、網膜症を起こして出血や網膜剥離、そして失明へとつながります。また神経には、それに酸素や栄養を送る血管があり、その血管が障害を受けることで神経障害を起こします。

神経障害で最初に現れる症状は、両足のしびれや感覚の低下です。知覚が低下すると、まるで靴下を履いているように感覚が鈍くなります。また熱いものがよくわからないために、「低温やけど」を起こします。靴の中に小石が入っていてもそれを感じないために傷がついてしまったり、足の爪切りで傷ができたことから皮膚の潰瘍、そして壊疽にいたることがあります。足の指のケガはやけどを含めて治りが悪く、ＣＫＤ末期の糖尿病の人では、足指の切断を余儀なくされることが少なくありません。

【薬】

ＣＫＤがある場合の糖尿病の治療は、ステージＧ3bまではＣＫＤ以外の人と同じです。しかし、ステージＧ3b以降、特にＧ４以降に腎機能が低下してくると、専門性の高い治療が必要になります。

糖尿病治療の経口薬のなかには、腎機能が低下すると使えなくなる薬があります。ＳＵ薬、ビグアナイド系、チアゾリジン誘導体のほか、ナテグリニドが禁忌となります。なかでもＳＵ薬は、腎機能が低下すると重症の低血糖を起こすようになり大変危険です。

逆に、腎機能の低下がある場合にも推奨されているのは、ＤＰＰ‐４阻害薬というインスリンの分泌をよくするタイプの新しい薬です。この薬は、食後に自分のインスリンが出はじめると効きはじめるので、これまでのものと異なり低血糖の危険が少ないことが特徴です。ただし、この薬のなかでも腎機能が低下すると用量を減らす必要があるものもあります。

　このようにＣＫＤが悪化してくると、治療によって重症の低血糖になる頻度が増えてきます。このため治療目標のHbA1cは６％ではなく、もう少しゆるやかな７％以下とします。また高齢者や血糖値の上がり下がりが激しくてコントロールが難しい人では、無理に７％以下にはしないことが、国際ガイドラインで推奨されるようになりました。

【血圧のコントロール】

　収縮期血圧１３０㎜Hg以下、拡張期血圧80㎜Hg以下を目標にし、食塩摂取量は１日６g未満にして塩分制限を行います。微量アルブミン尿異常があり、血圧が１４０／90㎜Hg以上ある場合はＲＡＳ系阻害薬を服用します。ＲＡＳ系阻害薬には、「ＡＣＥ（アンジオテンシン変換酵素）阻害薬」と「ＡＲＢ（アンジオテンシンⅡ受容体拮抗薬）」があります。ただし、これだけでは目標の血圧に達しないときは、「カルシウム拮抗薬」や「利尿薬」を併用することになります。

【食事と運動】

　糖尿病であっても、ほかのＣＫＤの場合と食事療法と運動の基準は同じです。ただし、ネフローゼになったり、腎機能が低下してくると、ほかのＣＫＤの人よりも早い時期から心不全を起こしたり、心筋梗塞を起こす危険が高まります。このため運動をどれくらいしてよいかは、主治医に心臓のチェックをしてもらう必要があります。とはいえ、ほとんどの人は息が上がらない程度の強度で、１日に10メッツ・時程度の運動は問題がないはずです。

●血糖コントロールの目標

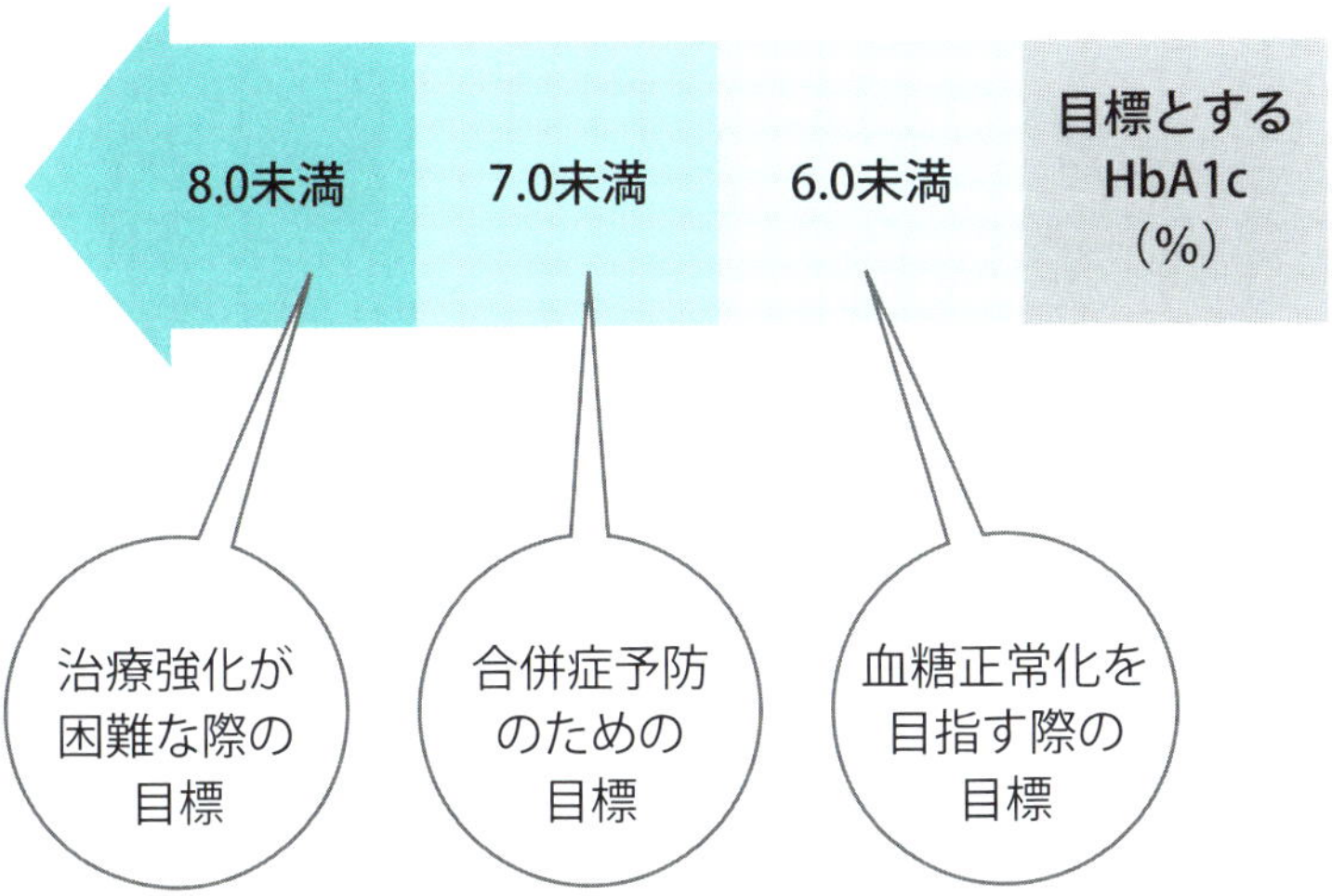

（「科学的根拠に基づく糖尿病診療ガイドライン2013」より引用，改変）

●糖尿病がある場合は血圧コントロールも重要

血圧コントロール目標 → 130/80mmHg以下

食塩摂取量は1日6g未満

薬物療法では、まずRAS阻害薬（ACE阻害薬やARB）を使う

血圧コントロールがうまくいかない場合、
カルシウム拮抗薬や利尿薬を併用する

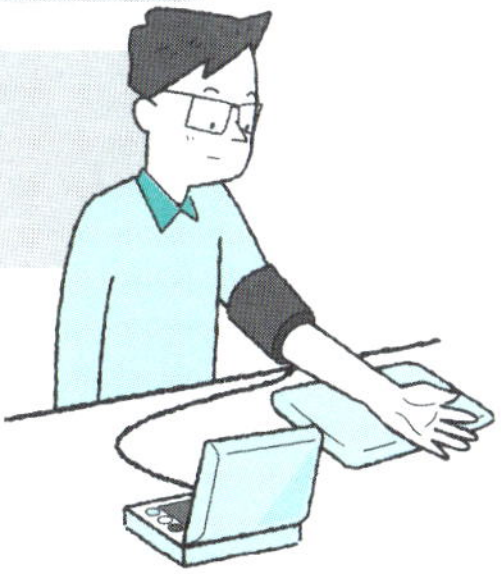

17

原因疾患の治療②

「慢性糸球体腎炎（IgA腎症など）」は免疫抑制療法が必要

慢性糸球体腎炎は、透析療法が必要になる3大原因のうちの1位であったのが年々減り続け、1997年以降は1位の座を糖尿病に明け渡しています。その理由は、慢性糸球体腎炎という疾患は、早めに適切な治療を行えば完治が期待できるようになってきているからです。

慢性糸球体腎炎にはいくつもの種類があり、それぞれ原因は異なるとはいえ、ほとんどは何らかの免疫の異常により起こることがわかってきています。この免疫異常により糸球体が異常を起こし、それが悪化すると糸球体のろ過機能が低下しはじめます。その悪くなるスピードは病気の種類によって異なり、それを予測するには腎生検といって、腎臓の一部の組織を針で採ってきて病理検査を行う必要があり、そのうえで治療法を決定します。

慢性糸球体腎炎のなかで、透析療法が必要になる種類で日本人にもっとも多くみられるのは「IgA腎症」です。IgA（アイジーエー）というのは免疫グロブリンAの略号で、鼻腔、気道、消化管の粘膜が炎症を起こすと分泌される免疫をつかさどるたんぱく質です。扁桃腺からは、IgAが多く分泌されます。

そして扁桃炎や上気道炎をくり返していくと、このIgAが異常なものに変わって糸球体にたまるようになり、糸球体を壊しはじめるというのが原因ということが最近わかってきました。このことからこの異常なIgAができるのを抑えるために、扁桃腺を手術で取ったうえでステロイドという免疫抑制薬のひとつを1年間服用することが、とても効果があることがわかってきました。

IgA腎症の特徴は血尿で、とくに扁桃炎や上気道炎や感染性胃腸炎を起こすと、明らかな血尿が数日間続きます。IgA腎症は、軽症から重症までかなり幅が広い病気です。もしIgA腎症であれば、病気の重さは血尿の量ではなく尿たんぱくの量でほぼわかります。血尿だけの場合は悪化の危険性は少ないので治療はせずに、尿たんぱくが出はじめたら治療を開始するということで遅くはありません。

1日の尿たんぱくが1g以上あれば重いほうで、悪化していく危険性が高いということになり、ステロイドが必要になります。一方、0・5g以下の場合は、この量が増えない限りは悪化しないことがほとんどのようです。では0・5gと1・0gの間はどうでしょうか。これは腎生検を

慢性糸球体腎炎の診断

尿検査でたんぱく尿や血尿の陽性が3カ月以上続いている。両方がともに陽性ならば、まずまちがいない。

CKDの原因となる腎臓病

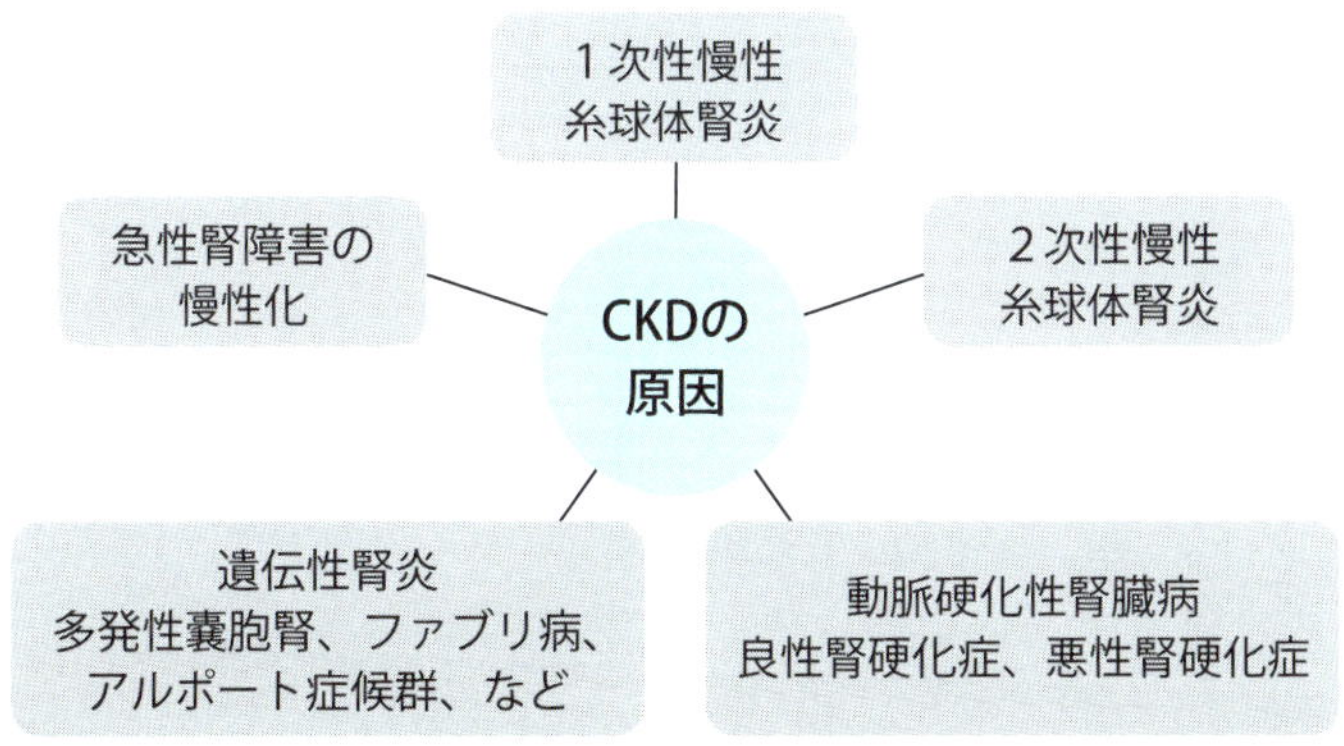

行わないと判定が難しいと思います。

【薬】

腎生検を受けて活動性が高く、腎不全に進行する可能性が強い場合には、「副腎皮質ステロイド薬」による治療が必要です。この治療法には、「経口ステロイド療法」と「ステロイドパルス療法」があります。

【経口ステロイド療法】

IgA腎症だけでなく、ほとんどの免疫抑制療法の主役は経口のステロイドで通常はプレドニンかプレドニゾロンが使われます。最初は、毎日または1日おきに体重あたり0・5㎎、もしくは1・0㎎（体重60kgならば30㎎または60㎎）から開始し、しだいに減らしていきます。IgA腎症のように腎臓だけが悪くなる病気では、1年以内に0まで減らすことが目標になります。ただし膠原病（SLEが代表的）など、症状が出るのが腎臓だけではない場合は、毎日5㎎ぐらいを生涯続ける必要があります。

ステロイド全般には、常に監視しなければならない副作用の危険性があります。まずは免疫抑制療法全般に共通することですが、免疫力全般を抑えてしまうために、感染症にかかりやすくなります。とくに免疫力が高ければかからない感染症（これを日和見感染と呼びます）には注意する必要があり、ニュウモシスチス肺炎やサイトメガロウイルス感染症などがあります。これらを予防するために、ST合剤という種類の抗生物質をいっしょに服用します。

薬が高用量の時期には、イライラ、不眠などが起き、まれですが精神的な異常をきたすことがとくに若年者ではありえます。長期の服用では、骨粗鬆症や大腿骨頭壊死といった骨の異常、そして動脈硬化につながります。また血糖値が上昇するので、糖尿病がある場合は要注意です。ほかにも胃潰瘍を起こしやすくするとされていましたが、最近のガイドラインではステロイド単独では胃潰瘍を起こしやすくする科学的根拠に欠けるということで、予防薬の投与は不要となっています。ただし非ステロイド系鎮痛薬との併用では、潰瘍が増えることは認められています。

【ステロイドパルス療法】

1回500mgから1000mgのメチルプレドニンという副腎皮質ステロイド薬を、点滴で3日間投与する方法です。これは経口の治療よりも強力な治療法ですが、短期間であることから副作用が抑えられると考えられます。IgA腎症の治療では2カ月ごとに計4回行い、その間を経口ステロイドでつなぎます。

【その他の免疫抑制薬】

シクロスポリンというとくに膜性腎症というネフローゼ症候群の原因によく効く薬や、シクロフォスファミドといって急速進行性腎炎に効果的な薬のほか、臓器移植に使われるタクロリムス、ミコフェノール酸 モフェチル、リツキシマブといった新薬が、まだ慢性糸球体腎炎には使用が認められていませんが、その有効性が期待されています。ただし、それぞれ固有の副作用の危険があります。

【扁桃腺摘出】

IgA腎症で、ステロイドパルス療法に先駆けて扁桃腺を摘出するのは「扁摘パルス療法」と呼ばれており、日本では現在盛んに行われています。ただし扁桃腺を摘出する有効性は科学的根拠が不十分という理由で、まだ国際的には認められていません。

国内の研究でも扁桃腺摘出が有効なのは、年に何回かひどい扁桃炎をくり返す場合のみのようです。というのはIgAが多く分泌されるのは扁桃腺だけではなく腸管も同様で、実際に腸炎を起こしても血尿がひどくなる場合が多いのです。このため、年に2回以上扁桃腺炎を起こし、それにともなって腎機能が悪化する患者さんには、扁桃腺を摘出する効果が期待できると思われます。

手術は全身麻酔で行われ、1週間程度の入院が必要です。また手術のために味覚が障害されたり、将来心筋梗塞を起こしやすくなるなどの報告もあるので、よい効果と悪い効果をしっかり見極める必要があります。扁桃腺の摘出の有無にかかわらず効果は6カ月までに通常は現れるので、それ以上たってもよくならない場合は副作用の観点からステロイドは中止します。これらの治療法が有効なのはCKDステージG3b以前で、それ以降になると進行を遅くすることは可能ですが、治ることはないと思われます。もちろん個人差はあります。

【そのほかの治療薬】

CKDの多くの病気に共通ですが、降圧薬のRAS系阻害薬は、ある程度以上血圧が高くて尿たんぱくが1日1・0g以下であれば、尿たんぱくを減らして腎機能の悪化を防ぐ効果があります。以前は、ジラゼプ塩酸塩やジピリミダモールといった血小板の凝集を防ぐ薬がIgA腎症に使われていましたが、科学的根拠に乏しいのが問題で国際ガイドラインでは有効性が認められていません。漢方薬の柴苓湯も使用されますが、この効果についても科学的根拠に乏しいのが現状です。

●1次性慢性糸球体腎炎の種類 ―腎臓だけが悪くなる腎炎―

1次性慢性糸球体腎炎

IgA腎症
日本人に一番多く、風邪をひいたりすると血尿がひどくなる。末期腎不全になることも多く、早く治療することが大事

巣状分節性糸球体硬化症
ネフローゼ症候群の原因でステロイドが効きにくく、腎機能が低下しやすい

膜性腎症
ネフローゼ症候群の原因のひとつで、むくみの程度はひどくないが、がんが隠れていることもある

微小変化型
ネフローゼ症候群の原因でもっとも多く、ステロイドがよく効くが、再発しやすい

膜性増殖性糸球体腎炎
たんぱく尿と血尿の両方が多く、若年者に多い。ネフローゼ症候群を呈することもあり、補体が低下するのが特徴

管内増殖性糸球体腎炎
溶連菌など細菌による感染が原因になることが多く、感染が治れば腎炎も治ることも多い

半月体形成性糸球体腎炎
半月体は糸球体の外側に異常な細胞が増殖する腎炎で、急速に腎機能が低下して重症になるタイプ。速やかなステロイド療法が必要

●2次性慢性糸球体腎炎の種類 ―腎臓以外の病気が原因―

2次性慢性糸球体腎炎

糖尿病性腎症
糖尿病が原因で、目や神経も同時にやられる

ループス腎炎
SLEという膠原病が原因で肺や心臓などもやられる

紫斑病性腎症
アレルギー性紫斑病に伴って起きる

アミロイド腎
アミロイドという異常なたんぱくが心臓や腎臓にたまる。有効な治療はない

血栓性微小血管症
血栓性溶血性紫斑病と溶血性尿毒症症候群に分れ、血漿を交換する治療などを行う、とても重篤な腎炎

顕微鏡的多発血管炎
白血球に対する異常な抗体が生じてしまい、急速に進行する腎炎で高齢者に多い

18

「腎硬化症」の治療の基本は血圧を下げること

腎硬化症は、高血圧によって動脈硬化が進み糸球体も硬くなっていく病気です。免疫の異常などは関与しないところが、通常の糸球体腎炎とは異なります。

高齢者では、これが原因のＣＫＤと末期腎不全が増加していきます。高齢者に多くみられるゆっくりと進む腎硬化症を「良性腎硬化症」、比較的若年者にみられ、重度の高血圧によって急に腎機能が低下したり、眼底出血や脳出血を起こすようなものを「悪性腎硬化症」と以前は分けていましたが、現在は後者を「重症高血圧」と呼ぶように変わっています。

いずれにしても治療の基本となるのは、血圧を下げることです。たんぱく尿がある場合は、ＲＡＳ阻害薬を用いて収縮期血圧１３０㎜Hg未満、拡張期血圧80㎜Hg未満を目標に、たんぱく尿がない場合は収縮期血圧１４０㎜Hg未満、拡張期血圧90㎜Hg未満を目標に血圧を正常化します。重症高血圧（拡張期血圧が１２０㎜Hg以上）の場合は、入院で緊急的に血圧を下げる治療が必要で、生命にかかわる病気となります。

【薬】

ＣＫＤになっている場合は積極的に降圧をはかります。降圧薬は尿たんぱくがあればＲＡＳ阻害薬がファーストチョイスですが、尿たんぱくがない場合はカルシウム拮抗薬や降圧利尿薬を最初に使っても構いません。

【生活習慣】

そのほかのCKD全般と同様の食事、運動が必要です。

CKDで使われる高血圧治療薬

血圧の目標は；
- たんぱく尿がなければ140/90mmHg以下
- たんぱく尿があったり、糖尿病の場合は130/80mmHg以下
- 65歳以上の高齢者は110/60 mmHg以下にするのは危険
- 腎機能が低下したら、血圧が下がりすぎていないかチェック

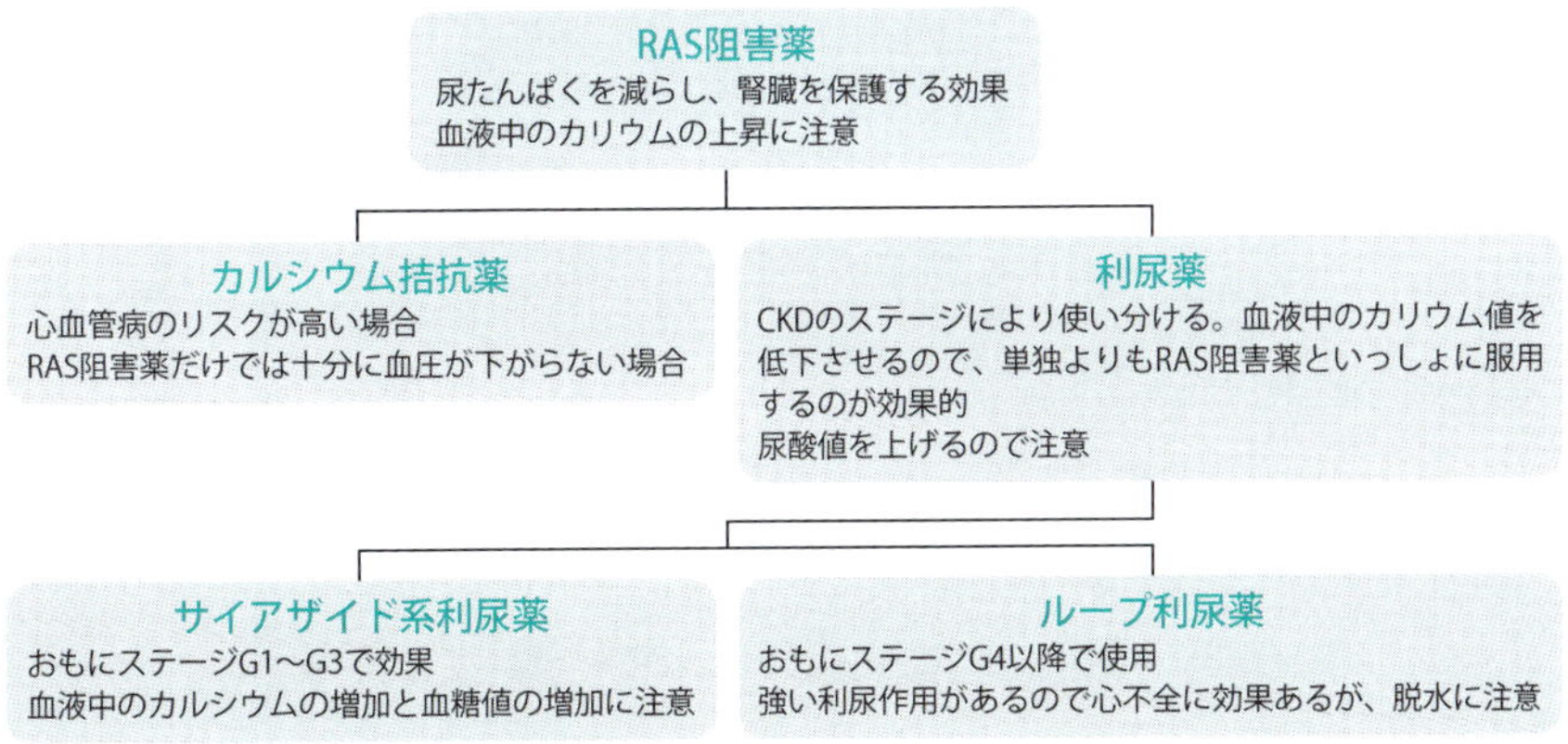
RAS阻害薬
尿たんぱくを減らし、腎臓を保護する効果
血液中のカリウムの上昇に注意
カルシウム拮抗薬
心血管病のリスクが高い場合
RAS阻害薬だけでは十分に血圧が下がらない場合
利尿薬
CKDのステージにより使い分ける。血液中のカリウム値を低下させるので、単独よりもRAS阻害薬といっしょに服用するのが効果的
尿酸値を上げるので注意
サイアザイド系利尿薬
おもにステージG1～G3で効果
血液中のカルシウムの増加と血糖値の増加に注意
ループ利尿薬
おもにステージG4以降で使用
強い利尿作用があるので心不全に効果あるが、脱水に注意

CKDの合併症

ＣＫＤが進行するとさまざまな合併症が出てきます

ＣＫＤが進行すると、さまざまな合併症が現れます。

浮腫

ＣＫＤによる浮腫（むくみ）の原因には2種類あります。ひとつは腎機能が低下した場合で、これはステージ4以降に現れやすくなります。もうひとつは尿たんぱくが多い「ネフローゼ症候群」という状態です。これは尿中にたんぱく（主成分はアルブミン）が1日に3・5g以上もれてしまい、血液中にアルブミンが3・0g／dL以下（正常では3・5g／dL以上ある）に低下した状態です。アルブミンが減少すると、顔や手足のむくみだけでなく、ひどいときは全身がむくみ、肺やお腹に水がたまります。男性では、陰嚢にまで水がたまってしまうことがあります。このような状態を、ネフローゼ症候群と呼びます。

ネフローゼ症候群を起こす病気には、糖尿病性腎症のほか、慢性糸球体腎炎のなかでも微小変化型、膜性腎症、巣状糸球体硬化症など、腎生検で初めて診断が可能な病気によって起きます。また原発性アミロイドーシス、多発性骨髄腫のような特別な異常たんぱくが増える悪性の病気でも起きます。ただし、ほかの原因で尿たんぱくがそれほど出ていなくても、塩分や水分の取りすぎでむくむことがあります。

むくんだ場合に怖いのは，肺にうっ血を起こす心不全の状態や、足の静脈内に血の塊、血栓が生じて、これが肺の血管を塞いでしまう肺梗塞という致死率の極めて高い病気の原因となることです。とくにこれは入院して、歩かずに寝ていると起きやすいのが問題です。予防のためには、血栓を防ぐヘパリンやワルファリンという抗凝固薬を使うこと、弾性ストッキングを着用して下肢に血液がうっ滞しないようにします。

治療は、もともとの病気の治療も大事ですが、浮腫そのものに対しては塩分制限を徹底することにくわえ、利尿薬を経口または静脈注射で使用します。薬では改善しない危険な状態の場合は、透析療法で余分な水を除去することもあります。

ネフローゼ症候群をきたす3大腎炎は、それぞれ特徴があります。微小変化型は高齢者に起きないわけではありませんが、若年者に多く、体重が数10kgむくみで増えるなど、急激にむくむのが特徴で、ステロイドがよく効きます。ステロイドは半年ぐらいで通常は中止しますが、その後10年間

●ネフローゼ症候群

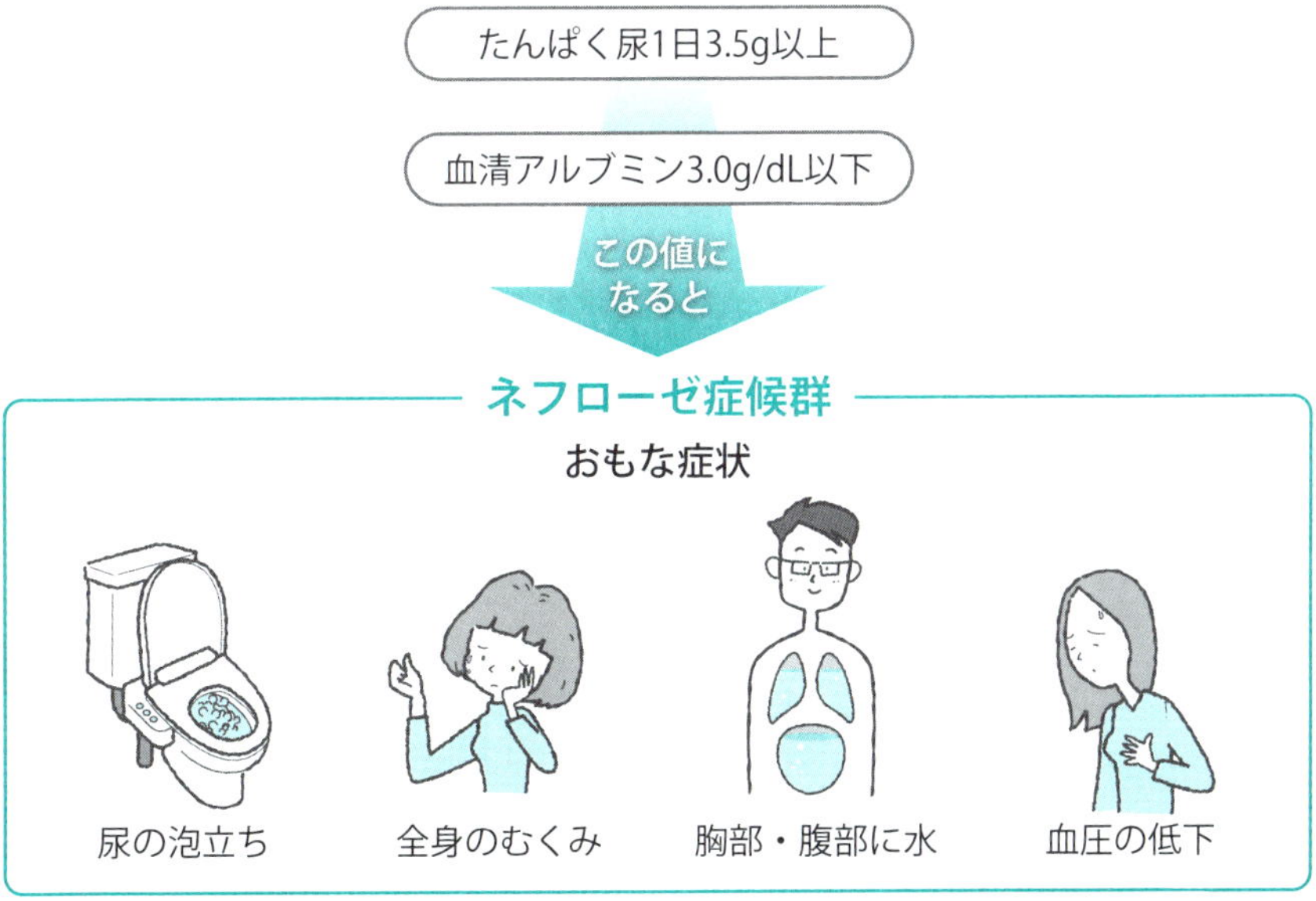

に平均3回再発するといった特徴があります。ただし、腎機能は通常悪化せず、透析が必要になることはありません。

逆に、巣状糸球体硬化症はステロイドが効きにくく、末期腎不全にまで進行してしまう厄介な腎炎です。膜性腎症は、前2者ほどむくまず慢性的にくるタイプです。原因がわからない特発性のほかに、がんなどの原因があって起きる続発性があります。ステロイド単独よりも、シクロフォスファマイドやシクロスポリンといった免疫抑制薬が効果的です。

腎性高血圧

CKDが原因の高血圧です。血圧の上昇は腎機能を低下させ、それがまた高血圧を生むという悪循環におちいります。高血圧はCKDの進行を加速させるので、降圧療法が重要です。薬物療法ではRAS阻害薬を使いますが、効きにくい場合はカルシウム拮抗薬、利尿薬も使います。

血圧は下げることが大事です。その目標は尿たんぱくが出ていなければ140／90㎜Hg、出ているときは130／80㎜Hgです。血圧は下げるほど心血管疾患による死亡率を減少させますが、下げすぎると腎機能が低下します。65歳以上では、収縮期血圧を110㎜Hg以下にすると腎機能の低下が起きやすくなり、ふらつきによる転倒の危険があるので避ける必要があります。夏場はとくに脱水も重なって、血圧が下がりすぎ腎機能が低下してしまう高齢者が多いので注意が必要です。

腎性貧血

腎臓は、流れ込む血液中の酸素量をモニターして、それが減るとエリスロポエチンという赤血球の産生をうながすホルモンを分泌します。エリスロポエチンは骨髄で赤血球の産生を増やし、より多くの酸素を体に運搬できるようにします。これが貧血を防ぐ、生体の防御機構です。

　ＣＫＤによって腎機能が低下すると、このエリスロポエチンが産生されなくなります。すると貧血が起きます。出血や鉄が欠乏したために起きる貧血では赤血球の大きさが小さくなるのですが、腎性貧血では大きさが正常であることが見分けるポイントです。ただし、ＣＫＤの人に鉄欠乏性貧血がないかというとそうでもなく、鉄剤を飲む必要のある人が少なくありません。

　貧血の症状で目立つのは、階段を上ったり忙しく動いたりすると起きる息切れと動悸です。眼の結膜、皮膚や唇が青白くなり、だるく疲れやすくなります。貧血の症状が進むと心不全を起こしますし、何といっても生活の質（ＱＯＬ）を低下させます。

　治療は、造血をうながすエリスロポエチン製剤を２週から４週に１回程度皮下注射して、血色素量を10〜12ｇに維持します。血色素量の正常値

●高カリウム血症

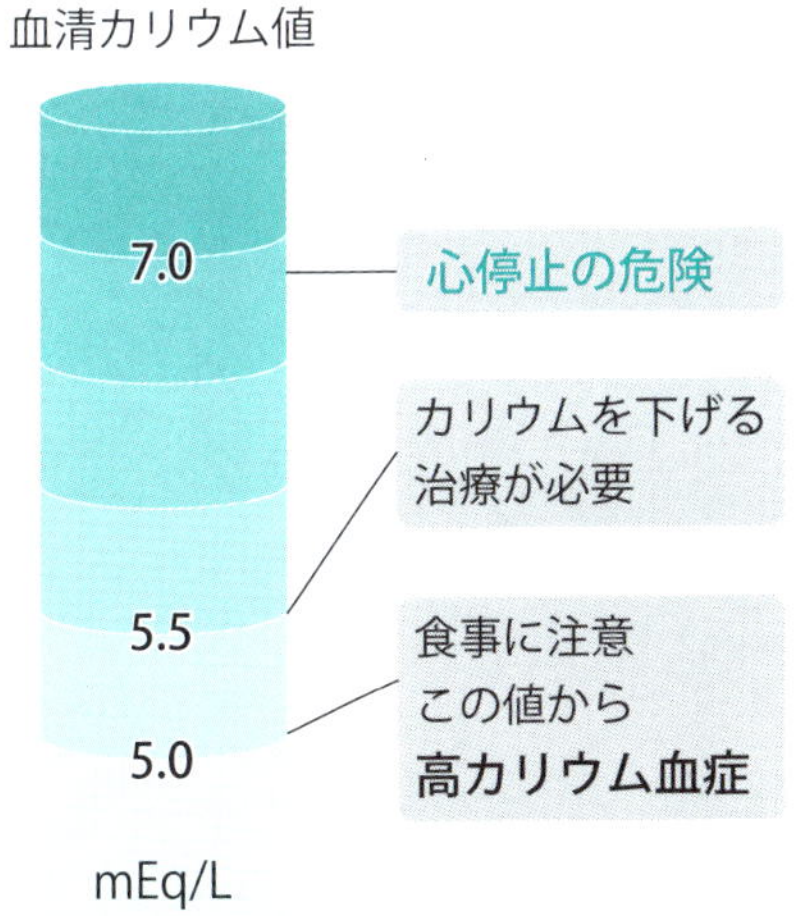

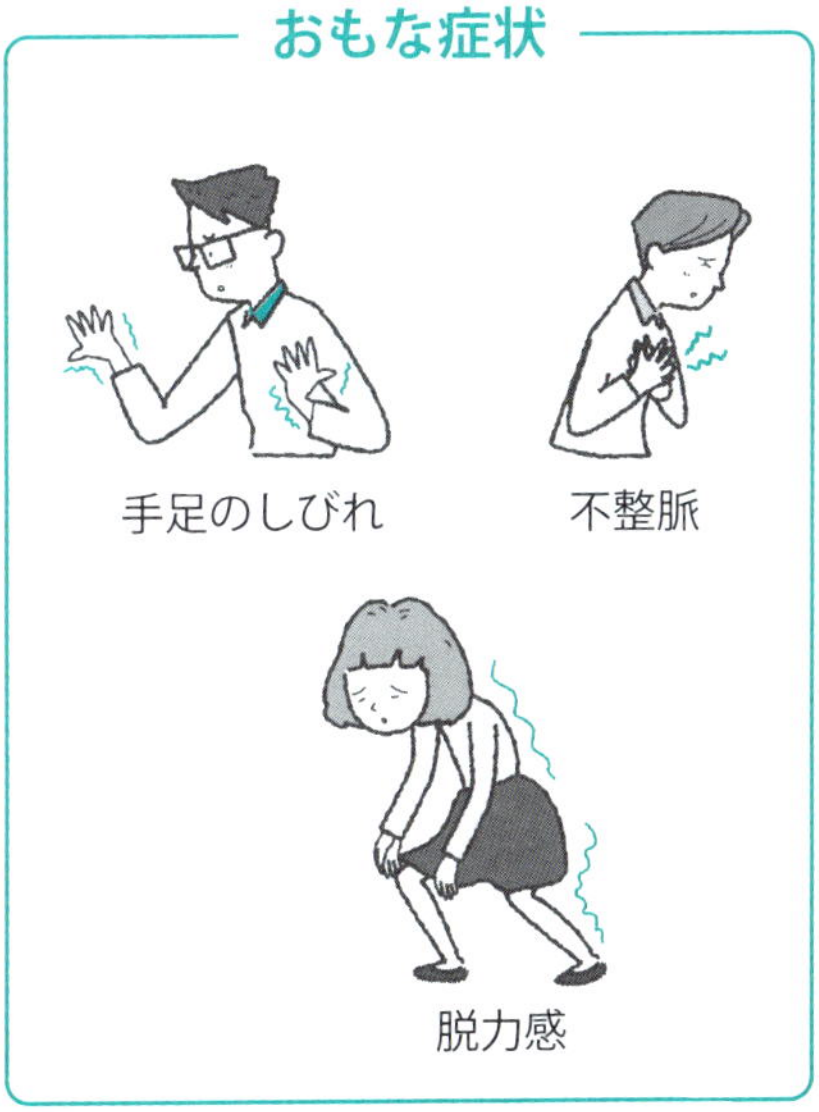

は、男性で13・5g/dL、女性で12・5g/dLですが、エリスロポエチンを注射して13・0g/dL以上に高くしすぎると脳梗塞の頻度が高まるなどの危険性があります。

高カリウム血症

腎機能が低下して血液が酸性に傾くと、カリウムが細胞の中から血液中に放出されるだけでなく、尿から排出されずに血液中にカリウムが多くなる「高カリウム血症」を起こします。血液中のカリウム(K)値が6・0mEq/L以上になると、致命的な心室細動という不整脈(心臓のけいれん発作です)を起こす危険性があり、透析療法を受けている患者さんでは、このために急死する人もいます。不整脈が出現する前には、手や口のしびれ、脱力、味覚異常などの症状が現れる場合もありますが、突然不整脈を起こすこともあります。

カリウム値を上げないために大事なのは、5・0mEq/Lを超えるようになったら食事中のカリウムを多く含むものを制限することです。カリウムの多い食品の代表格は、果物と生野菜、それに乳製品です。これをどれくらいとってよいかは、186ページを参照してください。

この血液中のカリウム値は、いくつかの薬の影響を受けます。腎臓によいRAS阻害薬には血液中のカリウムを上昇させる働きがあり、この働きは腎機能が低下すると顕著になります。一方、ループ系という タイプの利尿薬はカリウムを下げる働きがあるのでCKDの場合によく使われますが、アルドステロン拮抗薬というタイプの利尿薬は逆にカリウム値を増加させます。

カリウム値を下げるには、ループ系利尿薬と血液をアルカリにする重曹が効果的です。またカリウム吸着薬もあります。ただし、これらの薬を多用するとカリウムを多く取りすぎる人がいて、便秘を起こしやすくもなるので、使用は控えめにします。

カリウムを多く含む食品は、通常は体によいビタミンや栄養素を含みますし、カリウムそのものも心臓には大事なミネラルです。血液中のカリウム値が逆に低くなりすぎると、筋肉が麻痺したり、心臓の伝導障害を起こし危険です。カリウム値は3・5mEq／L以上は必要です。ですから、カリウム制限に取り組むのは、あくまでも血液濃度が5・0mEq／Lを超えるようになってからです。

ミネラルの異常

【カルシトリオール・カルシウム】

腎臓は、ビタミンDを最終的に強力な形に整える臓器です。このため腎機能が低下してCKDのステージがG3以降になると、ミネラルの異常が

●骨・ミネラルの異常

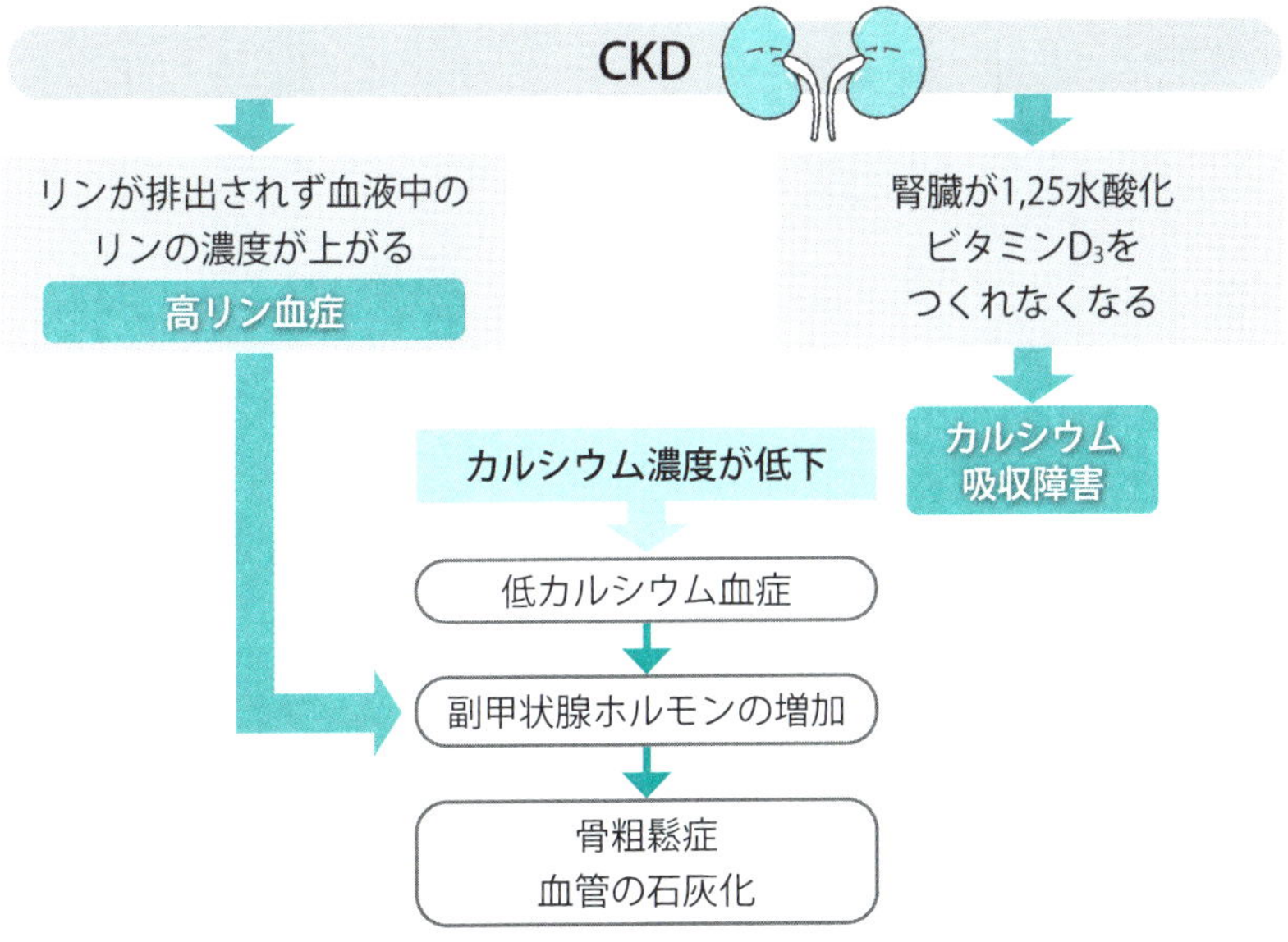

起きはじめます。

腎機能が低下してステージG3以降になると、しだいに血液中の最強のビタミンD、すなわちカルシトリオール（1,25水酸化ビタミンD_3とも呼ぶ）が低下しはじめます。カルシトリオールには、小腸で食物からカルシウムを血液中に吸収させる働きがあるために、これができないと血液中のカルシウム濃度が低下してしまいます。

これに対抗するのが、副甲状腺から出てくるホルモンです。副甲状腺ホルモンの濃度が上がることにより、しばらくは血液中のカルシウム濃度は保たれます。しかし、ステージG4以降になると、この防御機構は破綻してしまいます。副甲状腺ホルモンがたくさん出ても、カルシウム値は正常に保たれず下がりはじめます。一方で、血液中に異常に多くなった副甲状腺ホルモンは、さらに血液中のカルシウム値を維持しようと骨を溶かしはじめるのです。この結果、骨密度が下がり「骨粗鬆症」が起きて骨折しやすくなってしまいます。

CKDの患者さんは、高齢になると増えてきます。もともと閉経後の骨粗鬆症や老年期の骨粗鬆症がある人も多く、さらにそれを悪くしていまいます。このためにCKDの人は、一般の同年代の高齢者に比べて3倍ぐらい骨折が増えることになります。

骨以外にも、血液中のカルシウム濃度が異常に下がると、筋肉の痙攣や心臓の伝導障害を起こします。したがってカルシウム濃度は、8・4mg／dLから10・0mg／dLの間に維持することが重要です。ちなみに、カルシウムをたくさん食事でとっても、それだけではよくなりません。必要なのは、カルシトリオールなどの腎臓が悪くても働くことができるビタミンD（これを活性型ビタミンDと呼びます）を薬として服用することです。

ところで、骨粗鬆症でも活性型ビタミンDが処方されますが、これには注意が必要です。ＣＫＤでない人への薬の量は、ＣＫＤの人には多すぎて危険な高カルシウム血症になってしまうからです。通常量の半分以下が、ＣＫＤの人にとって安全かつ十分な量です。

【リン】

カルシウムのほかに異常が起きるのは、血液中のリンの濃度です。リンは腎臓以外からはほとんど排泄されないので、腎機能が低下すると血液中にたまりはじめます。これに対抗するのはやはり副甲状腺ホルモンですが、いくら副甲状腺ホルモン（ＰＴＨと略す）が多くなっても、それに反応する腎臓の機能が落ちてしまうとリンを下げることはできなくなってしまいます。その結果、副甲状腺ホルモンは骨を溶かして血液中にカルシウムだけでなくリンも多く放出しはじめて、悪循環におちいります。

血液中にリンの濃度が増加しても、自覚症状はありません。しかしながら、静かにひたひたと、リンはカルシウムと結合して水に溶けない形で血管や筋肉中にたまっていきます。すると血管は硬くなり、心臓に負担をかけて心肥大を起こします。ＣＫＤで心臓病や脳梗塞が増える原因のひとつが、このリン濃度の増加なのです。

リンの濃度を下げるのに大事なのは、食品に含まれている吸収されやすいリン酸ナトリウムなどの無機リンをさけることです。リン酸ナトリウムは、ソーダ類や保存食に多く含まれています（00ページ参照）。食事中のリンの制限がもっとも安全な方法です。食事の制限を行っても血液中のリン濃度を5㎎／dL以下に維持できなくなったら、血液中のリンを下げるリン吸着薬を食事といっしょに服用します。

リン吸着薬には、カルシウムを含むものと含まないものがあります。カルシウムを含むもの（沈降炭酸カルシウムや乳酸カルシウム）は、体内に過剰なカルシウムを供給しやすく、血管の石灰化を助長することから最近はさける傾向にあります。ただし、カルシウムを含まないタイプでは、便秘や下痢などの消化器症状を起こす場合があるので、これも注意が必要です。

リンを下げることで、心血管疾患のリスクが下がることが証明されています。しかし、リンは自覚症状に乏しいので、透析療法を受けている患者さんのなかにはコントロールできずに、寿命を縮めてしまう人が少なくないのは残念です。

副甲状腺ホルモンが高い状態を放置していると、しだいに副甲状腺そのものが大きく過形成をきたします。過形成をきたした透析患者さんのなかには、手術で摘出しなければならない人が少なくありませんでしたが、最近は新しい薬（シナカルセト塩酸塩）によって手術をしなければならない人は激減しています。

●高リン血症

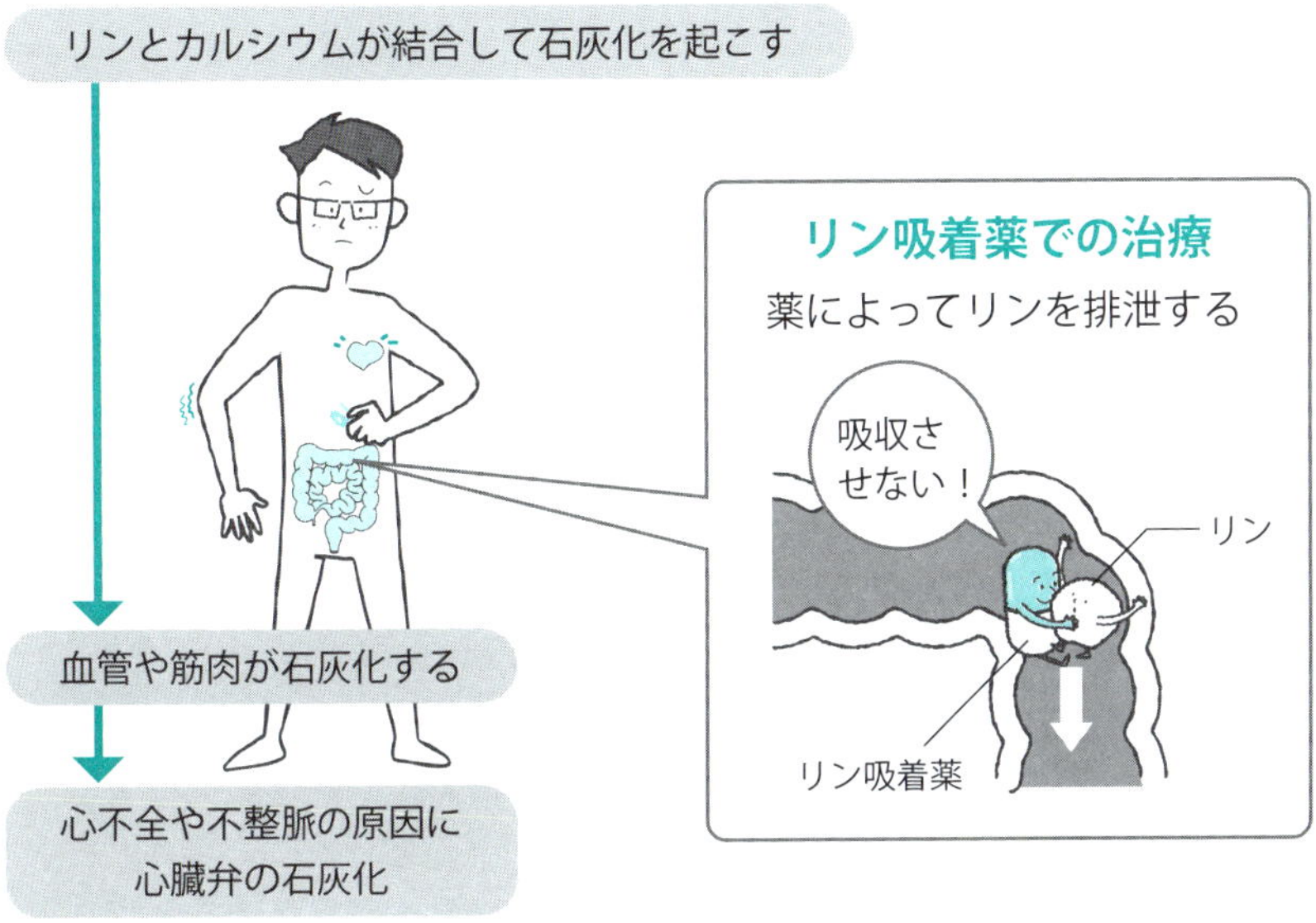
リンとカルシウムが結合して石灰化を起こす
血管や筋肉が石灰化する
心不全や不整脈の原因に
心臓弁の石灰化
リン吸着薬での治療
薬によってリンを排泄する
吸収させない！
リン
リン吸着薬

Column

進行を抑える最先端の試み

慢性糸球体腎炎や糖尿病などでCKDが悪化していく仕組みは、糸球体が障害を受けると「足突起細胞」という毛細血管を蛸の足のように覆って尿のろ過を調節している細胞が死に、その修復の過程で線維に置き換わって、いうなればケロイド状態をつくってしまうからです。この細胞の死（アポトーシスと言います）を防ぎ、線維化を抑えることが可能になれば、CKDが悪化することを防ぐことができます。

この両方を達成できる薬の効果が、ラットを用いた実験で報告されました。しかもその薬は新しいものではなく、すでに強心剤として昔から使っている「ウアバイン」という薬です（日本では臨床用には認可されていません）。ウアバインとはソマリ族の言葉で矢毒という意味で、毒矢に使っていたのですね。

〈Burlaka, I、他。Kidney International 2016〉

第3章

それでも、透析が必要になったら

3

CHAPTER

1

透析療法

腎臓の機能を人工的に補います

　ＣＫＤが進行すると、腎臓の機能が低下してきます。腎臓の働きが低下して、十分に働けなくなると「腎不全」を起こします。「腎不全」というのは、透析療法や腎臓移植の助けを借りないと命を維持できない状態を指します。糸球体ろ過量（ＧＦＲ）の正常値は90mL／分／1・73㎡以上ですが、この数値が15mL／分／1・73㎡未満になるとＣＫＤの最終ステージＧ5、「末期腎不全」と診断されます。

　末期腎不全になると、腎臓の働きは著しく低下し、血液中の老廃物からなる尿毒素や余分な水分を十分に排出できなくなり、「尿毒症」という状態にいたって生命にかかわることになります。

　尿毒症になると血液は毒素のために酸性に傾き、だるさや食欲不振といった症状にはじまり、吐き気や息切れなどが起きて悪化していきます。体に過剰な水分と塩分がたまる（溢水と呼ぶ）ことで血圧は上昇し、心不全を起こすようになります。このような尿毒症になる前に腎臓の働きを補う腎代替治療として、「透析療法」か「腎移植」が必要になります。このために現在、日本では30万人前後の人が透析療法を受けています。

　ＣＫＤで「腎代替療法」を開始する時期は人によって異なりますが、ｅＧＦＲで6mL／分／1・73㎡以下、もしくは血清クレアチニン（ＣＲと略す）値が8mg／dLを超えるようになったら、ほとんどの人で開始しなければなりません。ただし、むくみや溢水による心不全などが利尿薬では治療しきれなくなっている場合は、ｅＧＦＲがこれ以上の値でも、血清クレアチニンが８㎎／dL以下でも透析療法が必要になります。

大事なことは、尿毒症の症状が出る前に腎代替療法をはじめることです。症状が出てからでは後遺症が残る危険が高くなり、これは加齢によってさらに高まります。またこの時期は心筋梗塞や脳卒中になりやすいことからも、遅すぎない開始がとても大事です。こうした的確な判断は、腎臓専門医でないとまず無理です。透析療法前に腎臓専門医のもとで外来治療を行ってきた人と、そうでない人ではその後の死亡率に明らかな差が出ることがわかっています。

2種類の方法から選択

透析療法は、人工透析ともいいますが、血液を体外でキレイにする「血液透析」という方法と、腹腔の中にカテーテルを入れて自分の腹膜を使ってキレイにする「腹膜透析」の2種類から選ぶことができます。

血液透析は、血液を血管から体の外に循環させて、透析機能をもつ装置内を通過させます。腎臓の代わりとなる装置を通っている間に、血液中の老廃物や余分な水分はとり除かれます。

腹膜透析は、腎臓の代わりに腹壁や内臓の表面をおおう腹膜を利用して血液を透析し、血液中の老廃物や余分な水分をとり除きます。

透析療法はＣＫＤの病状や合併症、ライフスタイルなどにより、自分の状態に合った方法を選ぶことができますが、どちらの方法も時間や手間を要します。また、腎臓の機能を完全に補うことはできないので、日常生活にはいろいろな制限が出てくるのはさけがたいところです。

しかし、透析療法が必要になったからといって、必要以上に失望することはありません。透析療法を適切に受けて、しっかり自己管理をして体の状態をよく保つことができれば、生活を楽しんで、健康な人と変わらない寿命をまっとうすることができます。

透析医療や腎移植は、どちらにしても医療費は高価になります。ちなみに1回4時間から5時間の血液透析を行うと、医療機関には2万1950円が支払われます。これを月13回に換算すると28万5530円となります。それ以外にも、合併症などの治療を考えるとかなりの額になります。医療保険の3割負担だとしたら到底払える費用ではありません。

しかし日本では、身体障害者1級や障害者医療費助成制度等により、最高でも月1万円の自己負担ですみます。残りは税金でカバーされているわけです。世界的にみても、最高に恵まれた環境といえます。腎移植に際しても、ドナー（臓器を提供する人）の医療費はレシピエント（臓器をもらう人）の医療費として支払いがされますし、レシピエントは身体障害1級として手術はカバーされ、その後透析から離脱できれば身体障害3級として継続されます。

●末期腎不全（ステージ G5）になってしまったら

eGFR15ml/分未満
現れる危険性のある尿毒症の症状を知っておく
腎代替療法の種類を理解して選択する

eGFR10mL/分未満
シャント手術、腹膜カテーテル挿入や腎移植の準備または実施

eGFR6mL/分未満（これ以上の場合も）
透析療法の開始

●腎代替療法の選択肢

血液透析
週3回、1回4～5時間透析センターで治療
血液をダイアライザーで浄化して体に戻す治療

腹膜透析
腹腔内にカテーテルを留置して透析液を出し入れする治療
24時間行うが、その間の行動は自由
自分もしくは介助者がすべての操作を行う

腎移植
根本的な治療法
免疫抑制薬を欠かさず一生飲み続ける
最新のデータでは5年間移植した腎臓が働いている率は94%まで飛躍的に向上
提供される腎臓が必要

2

血液透析

「ダイアライザー（人工腎臓）」で血液をキレイにします

血液透析（ＨＤと略す）は、血液を体外に出してダイアライザー（人工腎臓）という装置を通過させて、血液中の尿毒素や余分な水分や塩分（ナトリウム、カリウム、マグネシウム、リンなど）をとり除き、体液量やpH、電解質のバランスを調整して、きれいになった血液を再び体内に戻す治療法です。

血液透析をはじめるには、「シャント」というものを事前につくっておく必要があります。シャントというのは、前腕にある動脈と静脈を手術でつなぎ、静脈の血流を増やす処置です。これにより太くなった前腕の静脈に針を2カ所刺して、ひとつから血液をポンプで取り出してダイアライザーという装置を通すことでキレイにし、もうひとつの針から体に連続して戻すという作業を行います。

通常は局所麻酔をして行う2～3時間の手術で、シャントを利き腕と反対側の前腕につくります。シャントは皮膚の下につくるので、手術の痕が目立たなくなれば、太くなった静脈だけが目立つようになります。また、シャントは手術後最低2週間は使うことができないので、早めに準備する必要があります。

シャントができていないと、首の静脈にカテーテルを挿入して透析を行わなければなりません。この方法では感染や出血などの合併症を起こしやすく、入院期間が長くなるのでシャントは事前につくっておくべきです。高齢者や糖尿病の人では、自分の血管にシャントをつくるのに十分な太さがない場合もあり、人工血管が必要となることがあります。ただし、人工血管は感染すると敗血症を起こしやすくなるので、なるべく自分の血管でシャントをつくるようにします。

　体からとり出した血液は、ポンプで循環させ、ダイアライザーという装置に通します。ダイアライザーは口径２００μm前後の細い管を束ねた最先端技術でつくられたものです。それぞれの管の中を血液が通過するときに、その外を流れるきれいな透析液によって老廃物や余分な塩分が取り除かれ（これを透析といいます）、必要なミネラルは逆に血液中に流れ込みます。また血液側に圧力を加えることで、余分な水分を透析液の側にろ過して水分量を調節します。こうしてきれいになった血液は、再び血管に戻されます。

　こうした血液を浄化する方法には「透析」のほかに「ろ過」という方法があり、それぞれ一長一短なので2つを組み合わせる血液透析ろ過法（ＨＤＦと略す）が最近行われています。この方法は透析にともなうさまざまな合併症の治療や心臓の悪い人にも有効ですが、透析をはじめたばかりのころは、普通はＨＤで十分です。

週3回の通院が可能なら血液透析

　1回の透析を行う時間は、最低でも4時間かかります。これを週に3回行う必要があります。週3回の通院が可能であれば血液透析を選ぶことができ、日本では透析患者さんの95％以上は血液透析を受けています。これ以下の回数や時間では、さまざまな合併症が増え寿命が短くなることが明らかになっています。

　血液透析は通院回数が多く医療機関ですごす時間が長くなるため、生活が制約されるのが短所です。またシャントをつくるために、ある程度しっかりとした血管がないと行えない治療法です。ただし半世紀にわたって行われるなかでかなり進歩してきた治療法であるため、昔の透析を受けていた人と現在透析をはじめる人では、日常生活の活動のようすやＱＯＬには雲泥の差があります。

血液透析は通常は医療機関で行いますが、家庭で医療機関と同じ装置を使って血液透析を行う「在宅血液透析」という方法もあります。透析のために通院する必要がなく、ライフスタイルに合わせて短時間で多くの回数の透析を行うことができます。オーストラリアやカナダなど国土が広く、容易に透析施設へ通えない患者さんが多い国では、かなり普及している方法です。

週３回の透析に比べると、水分や老廃物の増減が少なくなり、体にやさしい透析となります。また食事の制限も少なくてすみます。ただし、血管に針を刺す作業や機械の操作を、自分で責任をもって行わなければなりません。緊急時のために介助者も必要です。装置の設置費用や電気代、水道代などは自己負担です。このような制約から、在宅血液透析を受けている患者さんは、日本では全国で１００名程度ですし、それを支援できる医療機関も少ないのが現状です。

●血液透析のしくみ

週に3回（月水金または火木土）、
4〜5時間かけておこなう

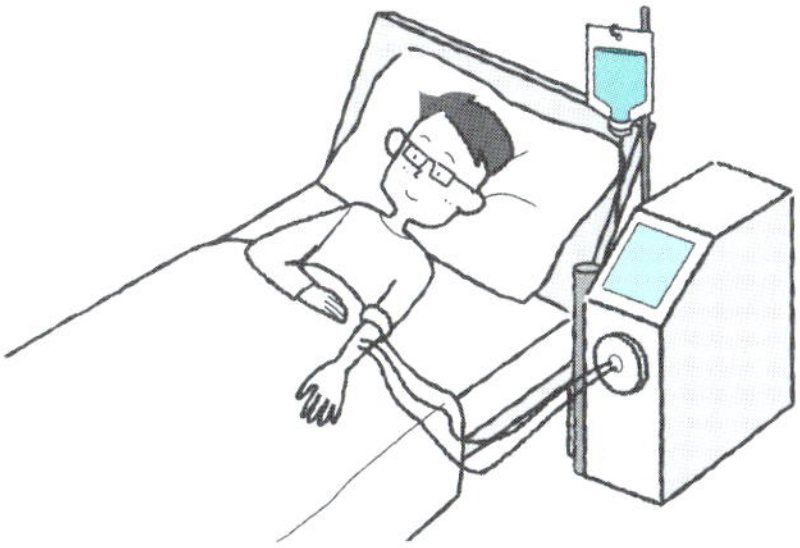

十分な血液量を確保するために
腕にシャント（動脈と静脈をつなぐ手術）をつくっておく

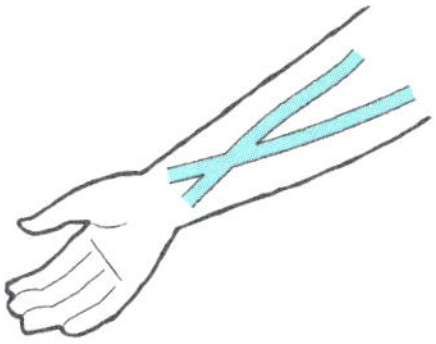

血液透析のしくみ

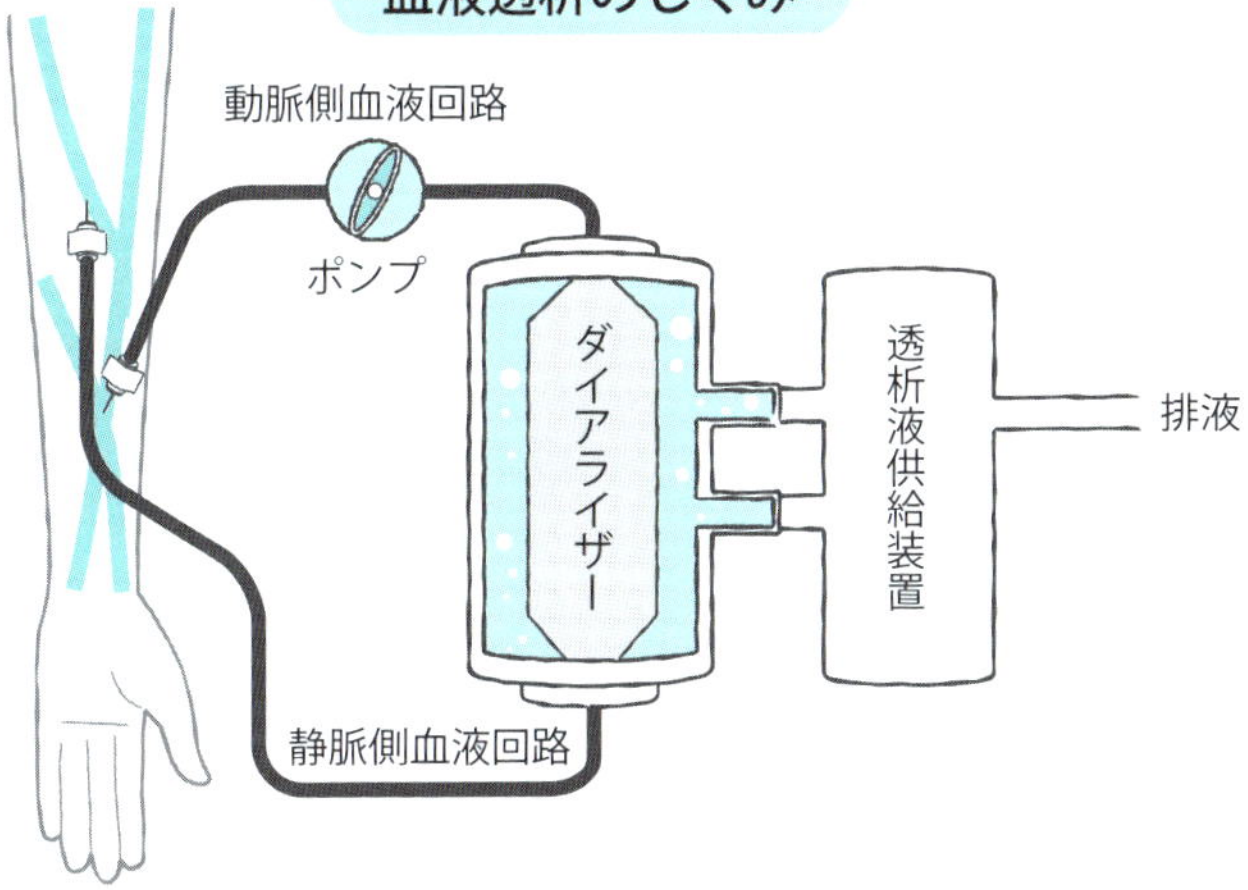

注意　シャントのある方の手は注意が必要

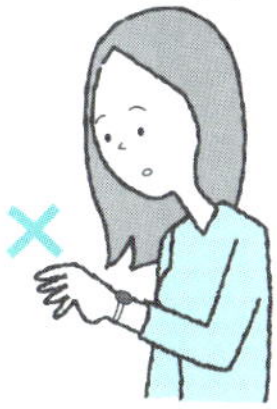

手首をしめつけない
（腕時計は逆の手に）

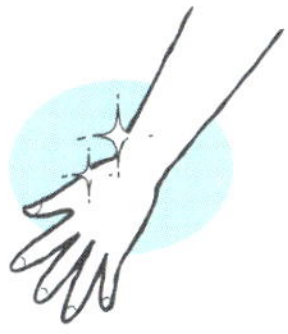

清潔に保つ

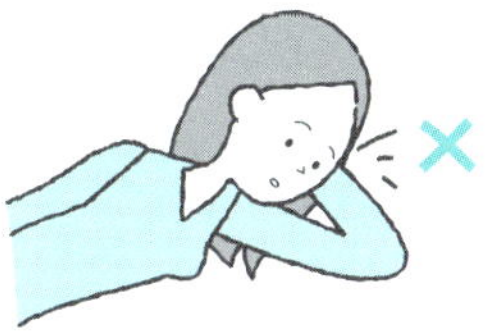

圧迫しない

腹膜を利用して血液をろ過します

腹膜透析（腹膜還流、ＰＤとも呼びます）は、内臓をおおっている腹膜を利用して透析を行います。透明な腹膜にはたくさんの毛細血管が網の目状に広がっているので、そこに透析液を注ぎ込めば腹膜がダイアライザーの役割をして血液が透析されます。

腹膜透析をはじめる前には、透析用のカテーテルをお腹に埋め込む手術が必要です。カテーテルという管がお腹から25㎝ほど出ている状態になりますが、服を着ているときは目立ちません。

お腹には腸や臓器が収まっているとはいえ、十分な空洞があります。その空洞に透析液を通常２L注ぎ込みます。すると腹膜を介して、血液との間で透析がはじまります。そしてある程度の時間がたったところで、透析液を排出します。この排液は尿と同じで、老廃物や余分なミネラル、体に有害な酸を含んでいます。そして再び、きれいな透析液を注入します。基本的には、これをくり返すのが腹膜透析です。

腹膜透析は24時間連続して行い、透析液の交換は通常１日に数回で、１回の交換に約30分かかります。これを「ＣＡＰＤ（持続携帯式腹膜透析）」と呼びます。交換は自宅や職場でもできるので、透析のために通院する必要はありません。通院の回数は月に１～２回程度なので、仕事などで通院時間が確保できない人など、通院がむずかしい人に適しています。また、在宅で寝たきりの人にも訪問看護の力を借りて行うことが可能です。食事中のカリウム制限は不要で、比較的自由に食事をできるのがメリットです。

ただし、透析液を出し入れする操作が確実にできることが条件になります。患者さん本人ができない場合は、家族などの協力が得られれば治療は可能です。腹膜透析ではカテーテルから感染して腹膜炎を起こすことがあるので、とくに感染症に注意する必要があります。バッグ交換時や入浴の際の扱いは、手順を守って慎重に行います。

腹膜透析には、機械で夜間に自動的に透析液の交換を行う「APD（自動腹膜透析）」という方法もあります。2時間おきに交換するように設定しておくと8時間の睡眠中に4回の透析ができ、腎機能が残っている場合には日中は交換をしなくてもすみます。

腹膜透析は、血液透析にくらべ、個人差はありますが残っている腎機能をより長く保てることが多いために、血液透析より長く尿量が保てることが利点です。しかし、腹膜透析を続けていると腹膜は少しずつ疲れてきて、十分な透析ができなくなります。そのため、日本では腹膜透析を10年以上続けている人はとても少ないのが現状です。その後は、血液透析か腎移植に切り替える必要があります。ただし、この腹膜透析はアジアの各国では盛んで経済上の理由もあり、香港などでは基本的に全員が最初はPDで開始する決まりになっています。そして、腹膜透析を20年も続けている患者もいるのです。

●腹膜透析のしくみ

腹膜

内臓を覆っている膜

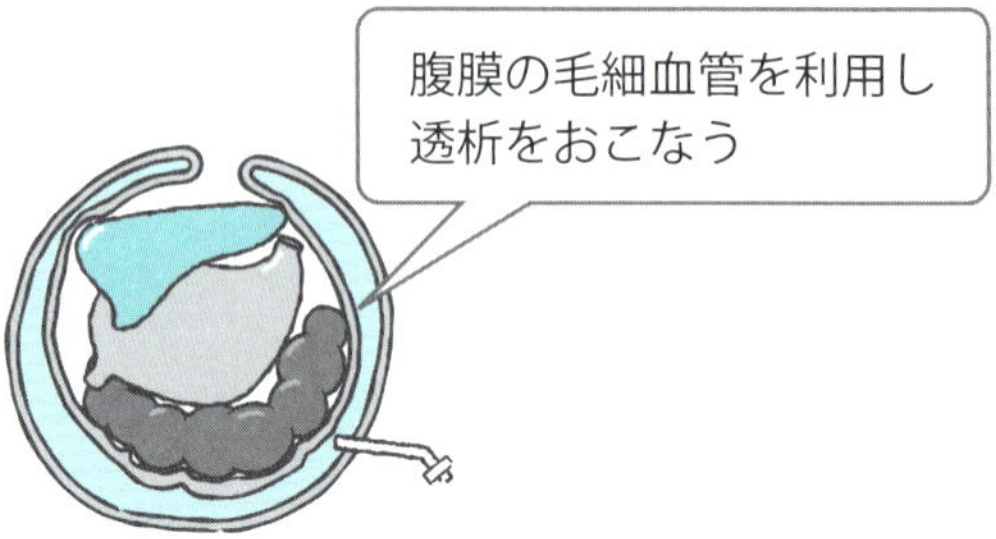

腹膜透析の方法

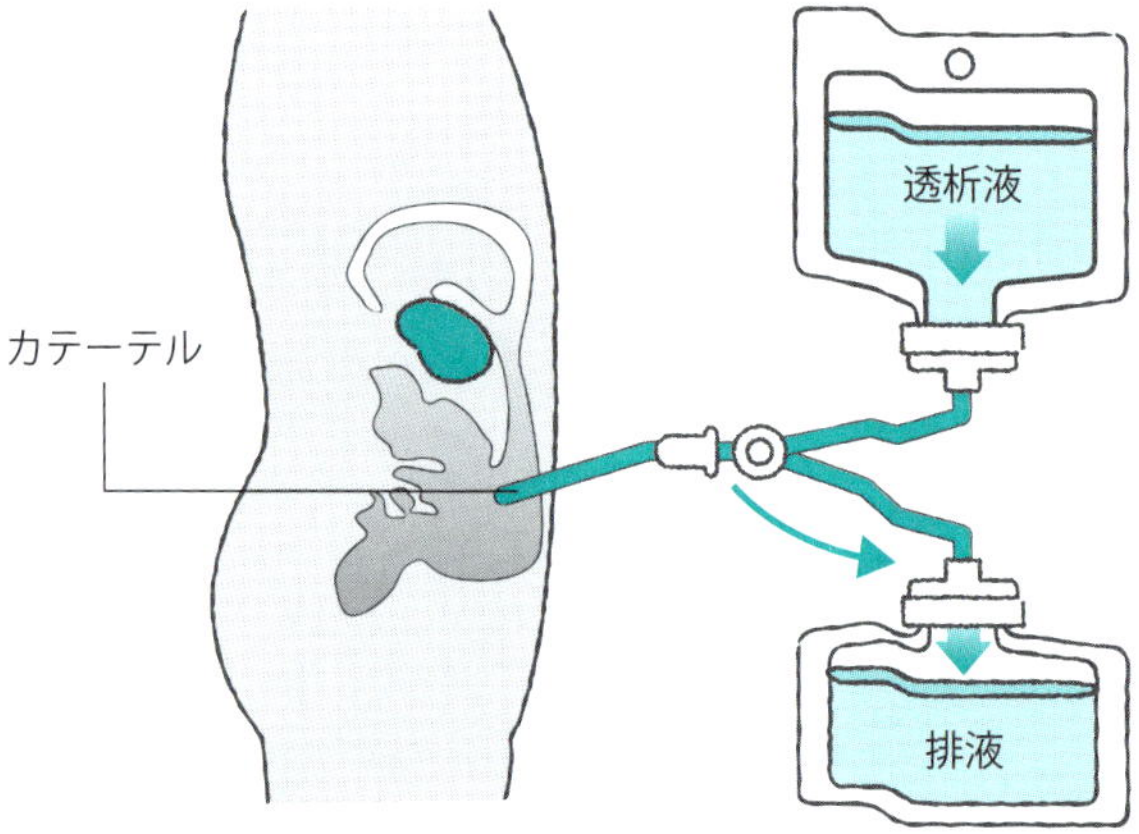

交換には30分ぐらいかかります

夜間に自動的に透析液の交換を行う方法もあります（APD）

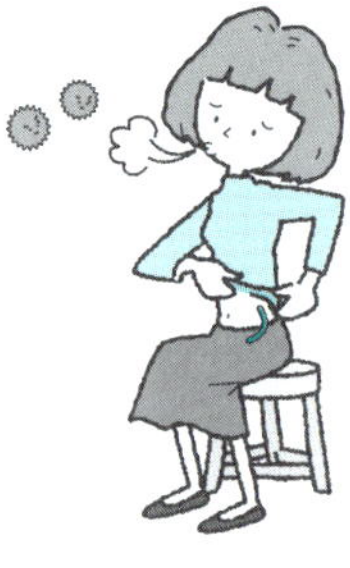

感染症に注意

カテーテルから感染しないようにバッグ交換時や入浴時には十分注意する

4

透析療法中の生活

食事の自己管理をしっかりすれば普通に生活できます

末期腎不全の治療法は、自分のライフスタイルなどに応じて選択できます。

週数回の通院が可能なら、血液透析を選べます。仕事をしている人は夜間透析といって17時以降にはじめることも可能です。通院がむずかしいようなら、腹膜透析が適しています。腎機能がある程度残っている段階なら、夜間だけ腹膜透析を行い、進行したら日中も行うようにします。

腹膜透析と血液透析の併用も可能です。一般的には、腹膜透析による透析不足を補うために血液透析を行いますが、腹膜透析を長く続けるために、腹膜を休める目的で週末に1回程度なら通院できるという場合にも併用を行います。

透析療法を受けている患者さんはほとんど尿が出ないので、食事などによる水分が体にたまりがちです。とくに血液透析を受けている人は体重管理が重要で、次回の透析までに体重増加を3％以内、体重が60kgの人であれば1・8kg以内に抑えることが基本です。腹膜透析では、1日に増えた分は必ず減らすことが条件になります。

どちらを選択するにしても、食事や飲水は自由にはなりません。透析を続ける患者さんは、食事や飲水を管理する食事療法を行います。体重増加につながりやすい食塩と水分の制限のほか、たんぱく質、カリウムの摂取量には注意が必要です。リンは食物に含まれているものは吸収されにくいのですが、添加物として加えられているものはすべて吸収されますから、これを控える必要があります。腹膜透析ではカリウムは自由ですが、リンは値しだいです。

透析療法中でも、旅行や出張は可能です。血液透析の人が3日以上遠方に出かける場合は、かかりつけ医に相談して旅先の医療機関を紹介してもらい、予約を入れます。腹膜透析の人は、透析液交換に必要なものを持って行きます。国内に限らず、ハワイやバリ島など海外に旅行することも可能です。

体調管理がしっかりとできていれば、健康な人とほぼ同じ生活を送ることができます。ジョギングやサイクリング、ゴルフ、スキー、水泳などの運動を行っている透析患者さんもいます。運動の程度は、心臓の働きと貧血の有無によって決まります。

体調管理をしっかりと

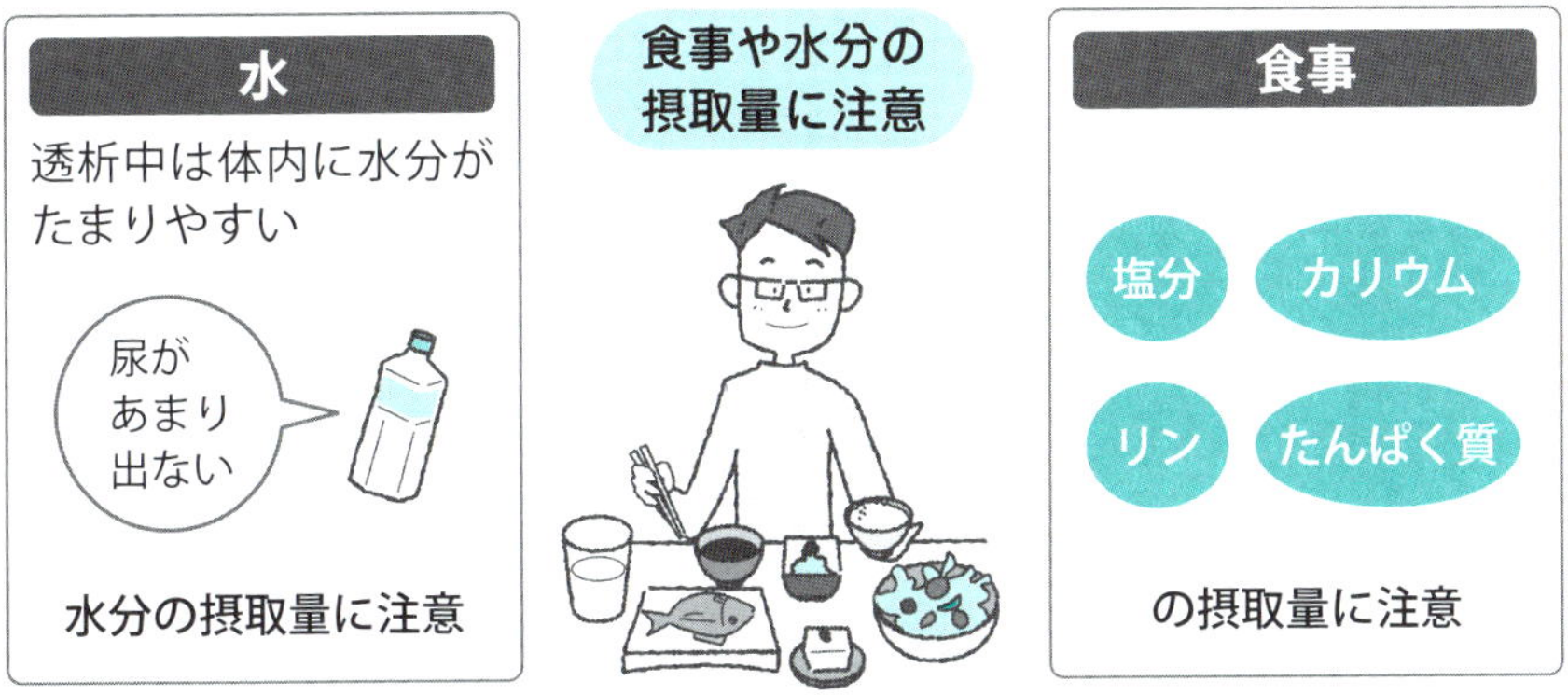
水
透析中は体内に水分がたまりやすい
尿があまり出ない
水分の摂取量に注意
食事や水分の摂取量に注意
食事
塩分
カリウム
リン
たんぱく質
の摂取量に注意

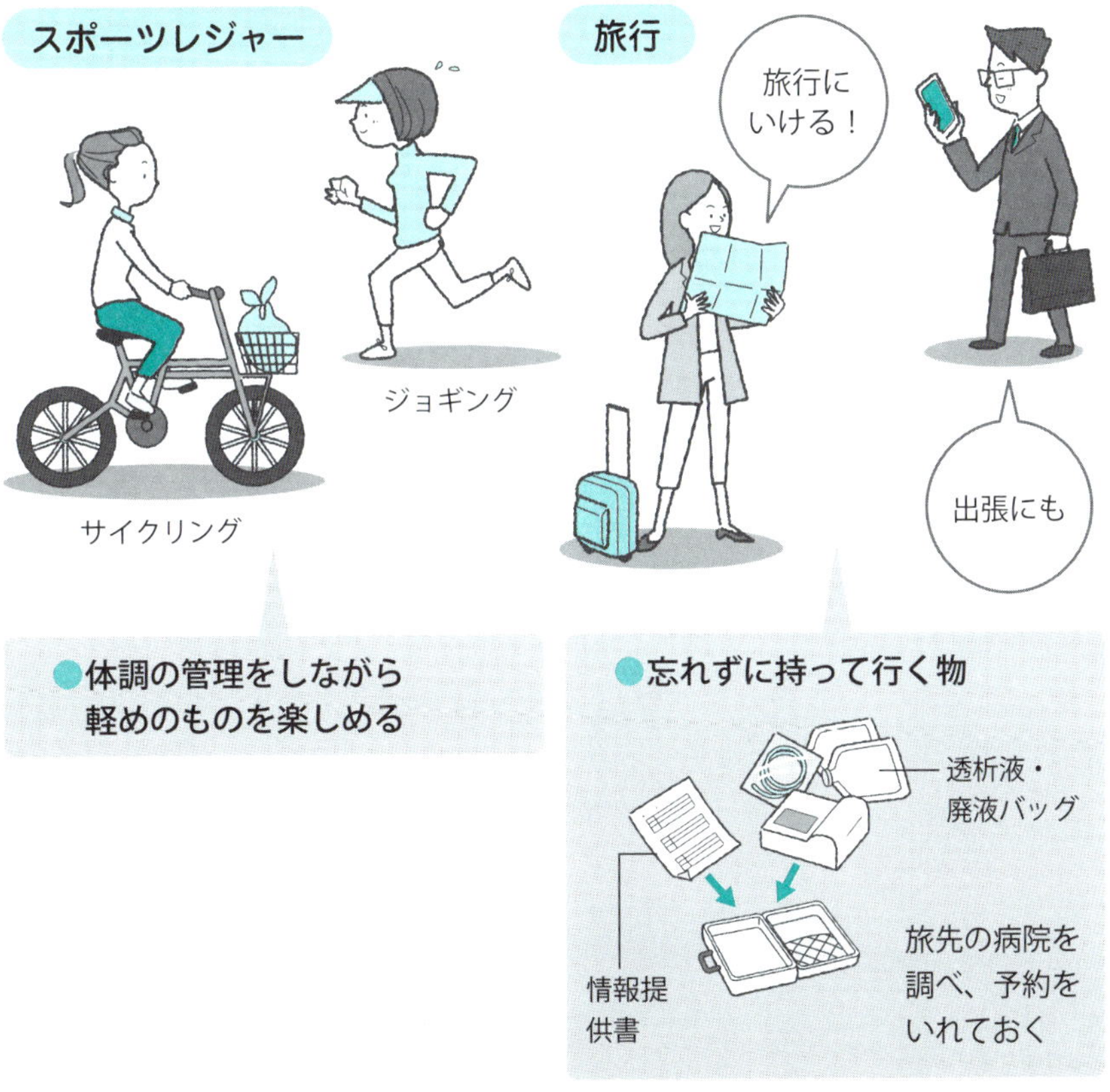
スポーツレジャー
ジョギング
サイクリング
体調の管理をしながら軽めのものを楽しめる
旅行
旅行にいける！
出張にも
忘れずに持って行く物
透析液・廃液バッグ
情報提供書
旅先の病院を調べ、予約をいれておく

5

腎移植

人の健康な腎臓をいただいて移植します

「腎移植」は腎臓を提供してもらい、それを移植する方法です。移植がうまくいけば生活の制限はほとんどなくなり、健康な人に近い生活が可能になります。

腎移植には、健康な親族や配偶者など6親等以内の親族から腎臓の提供を受ける「生体腎移植」と、「日本臓器移植ネットワーク」に登録して亡くなった人から腎臓の提供を受ける「献腎移植」の2つがあります。日本では生体腎移植のほうが多く、2012年のデータでは1417名が受けています。一方、献腎移植では心停止によるものが116名、脳死判定によるものが77名となっています。

1997年に「臓器移植法」が制定されて15歳以上の脳死移植が始まり、さらに2009年にはこれが改正され15歳未満の臓器提供が可能になり、親族への優先提供なども可能になりました。しかし残念ながら、脳死移植はあまり増えていません。それどころか、以前から可能であった心臓死による移植はむしろ減っているくらいです。一方、「日本臓器移植ネットワーク」に登録し、腎臓が提供されるのを待っている透析患者は平成28年1月現在1万2835名にのぼり、あまり減ることはありません。

生体腎で移植を受ける時期は、いつごろが望ましいのでしょうか。以前は、透析をはじめてから移植を受けていましたが、最近では「先行的腎移植」といって透析を開始する前に行うことが増えてきました。それにより健康への回復が、早く確実になるからです。血清クレアチニン値が５㎎／dL以上、ＣＫＤステージＧ５になったら移植を受けることができます。

腎移植を受けるには、手術に耐えられる体力が必要ですが、これまでは難しかった肝炎や糖尿病、多発性嚢胞腎などを合併している人でも、問題なく移植を受けられるようになってきました。腎移植１年後の死亡率は、生体腎で１・６％、献腎で３・１％です。透析を続けている場合の９％と比較すると、はるかに低いことがわかります。

腎移植を受けた患者さんは、移植後に免疫抑制薬を飲み続ける必要があります。免疫が普通に機能すると、移植されたドナーの腎臓に対して強い拒絶反応が出てしまうので、免疫の働きを抑え続ける必要があるからです。

免疫を抑えると普通ならかかりにくい感染症などにかかってしまう危険性があります。その代表

●腎移植の流れ

腎移植が可能か
悪性腫瘍がない、慢性または活動性の感染症がないかなどを確認。

ドナーを探す
日本では多くの場合、親族（6親等以内の血族、配偶者と3親等以内の姻族）に限定される。

腎臓移植手術
提供された腎臓を移植する。術前術後に入院し、全身麻酔で約4時間程度の手術。

移植後
拒絶反応や感染症に注意しながら、規則正しい生活をする。定期的に医療機関を受診する。

生体腎移植の場合

はニューモシスチス肺炎やサイトメガロウイルス感染、水痘などですが、これも予防薬を服用するなど万全の予防策がとられるようになりました。C型肝炎やB型肝炎ウイルスをほぼ完全に消失させる薬が登場してきたのも、安心材料です。

生体腎移植の増加の理由

かつては、拒絶反応の原因となる「HLA抗原（組織適合抗原）」という遺伝子の型が、提供者と合致していることが必要でした。しかし、最近では免疫抑制薬の進歩により、合致しない場合でも腎移植が可能になりました。血液型が異なっていても可能です。このため、夫婦間の腎移植が増えたことが、最近の生体腎移植の増加の理由になっています。

全国でも有数の腎移植を行っている東京女子医大の最近の統計では、移植した腎臓が5年間働いている割合は94％と、血液型が適合している場合の85％よりむしろよい結果になっています。この理由は、新しい免疫抑制薬の効果のようです。

移植がうまくいった場合は、健康な人に近い生活ができるようになります。腎臓の機能を保つためにも、移植後は健康的な生活を送ることが大切です。腎臓を提供したドナーも腎機能は半分になるわけですから、CKD一般にいえる健康的な生活に留意したほうがよいと思います。とくに肥満と喫煙は危険です。

腎移植を受けたあと、移植した腎臓がうまく機能しなくなることがあります。そのような場合でも治療法がなくなるわけではなく、透析療法に戻ることが可能です。

Column

失われた腎臓を取り戻す、再生医療の未来

「自分の腎臓を自分の細胞からつくる」という夢物語は、すでに現実となっています。2005年に東京慈恵会医科大学の横尾隆先生のグループは、ヒト骨髄由来の幹細胞からラットの胎仔を用いて、ラットの体内でヒト細胞由来の腎臓をつくることに成功しています。ただ、この腎臓は尿を排泄するための構造を持っていなかったために水腎症になってしまうという欠陥がありました。

そして10年経た2015年には、さらに大きな動物の豚に体内での発生段階である膀胱付原基を用いて膀胱付きの腎臓の再生に成功し、それを豚の膀胱につなげることにより尿の再生に成功したのです。

この方法はiPS細胞を使って、一から試験管内で腎臓をつくるというわけではなく、他の動物の体を借りてヒトの腎臓をつくるという試みです。横尾先生によれば実現までの最大のハードルは技術的なことではもはやなく、倫理面など手続き上のことであるとのことです。

〈東京慈恵会医科大学プレスリリースよりhttp://www.jikei.ac.jp/news/pdf/press%20release20150924.pdf〉

第4章

CKD治療に役立つデータブック

CHAPTER 4

CKDの定義

①尿異常、画像診断、血液、病理での腎障害の存在が明らか。特に0.15g/gCr以上の蛋白尿(30mg/gCr以上のアルブミン尿)の存在が重要
②GFR＜60mL/分/1.73m^2
①、②のいずれか、または両方が3カ月以上持続する

日本におけるCKD患者数（%）（20歳以上）

GFR ステージ	GFR (mL/分/1.73m^2)	尿蛋白 ー～±	尿蛋白 1＋以上
G1	≧90	2,803万人	61万人（0.6%）
G2	60～89	6,187万人	171万人（1.7%）
G3a	45～59	886万人（8.6%）	58万人（0.6%）
G3b	30～44	106万人（1.0%）	24万人（0.2%）
G4	15～29	10万人（0.1%）	9万人（0.1%）
G5	＜15	1万人（0.01%）	4万人（0.03%）

（色付き）のところが、CKDに相当。

（平成23年度厚生労働省CKDの早期発見・予防・治療標準化・進展阻止に関する研究班）

eGFR計算式（日本腎臓学会による日本人のための計算式）

血清クレアチニン値による計算式
eGFR(mL/分/1.73m^2)＝
194×(血清クレアチニン値)$^{-1.094}$×(年齢)$^{-0.287}$×0.739(if 女性)
血清シスタチンC値による計算式
eGFR(mL/分/1.73m^2)＝
104×(血清シスタチンC)$^{-1.019}$×0.996^{年齢}×0.929(if 女性))－8

どちらも腎臓ネットHP上で計算できます。

CKDの重症度分類

<table>
<tr><th colspan="2">原疾患</th><th colspan="2">蛋白尿区分</th><th>A1</th><th>A2</th><th>A3</th></tr>
<tr><td colspan="2" rowspan="2">糖尿病</td><td colspan="2" rowspan="2">尿アルブミン定量
(mg/日)
尿アルブミン/Cr比
(mg/gCr)</td><td>正常</td><td>微量アルブミン尿</td><td>顕性アルブミン尿</td></tr>
<tr><td>30未満</td><td>30～299</td><td>300以上</td></tr>
<tr><td colspan="2" rowspan="2">高血圧
腎炎
多発性嚢胞腎
移植腎
不明
その他</td><td colspan="2" rowspan="2">尿蛋白定量
(g/日)
尿蛋白/Cr比
(g/gCr)</td><td>正常</td><td>軽度
蛋白尿</td><td>高度
蛋白尿</td></tr>
<tr><td>0.15
未満</td><td>0.15～
0.49</td><td>0.50
以上</td></tr>
<tr><td rowspan="6">GFR区分
(mL/分/
1.73m^2)</td><td>G1</td><td>正常または高値</td><td>≧90</td><td></td><td></td><td></td></tr>
<tr><td>G2</td><td>正常または軽度低下</td><td>60～89</td><td></td><td></td><td></td></tr>
<tr><td>G3a</td><td>軽度～中等度低下</td><td>45～59</td><td></td><td></td><td></td></tr>
<tr><td>G3b</td><td>中等度～高度低下</td><td>30～44</td><td></td><td></td><td></td></tr>
<tr><td>G4</td><td>高度低下</td><td>15～29</td><td></td><td></td><td></td></tr>
<tr><td>G5</td><td>末期腎不全（ESKD）</td><td>＜15</td><td></td><td></td><td></td></tr>
</table>

重症度は原疾患・GFR区分・蛋白尿区分を合わせたステージにより評価する。CKDの重症度は死亡、末期腎不全、心血管死亡発症のリスクを緑□のステージを基準に、黄□、オレンジ□、赤□の順にステージが上昇するほどリスクは上昇する。

（KDIGO CKD guideline 2012を日本人用に改変）

蛋白尿・アルブミン尿の評価

	A1	A2	A3	
アルブミン尿	正常	微量アルブミン尿	顕性アルブミン尿	（ネフローゼ）
アルブミン排泄量（mg/日） アルブミン/Cr比（mg/gCr）	＜30 ＜30	30～299 30～299	≧300 ≧300	≧2,000 ≧2,000
蛋白尿	正常	軽度	高度	（ネフローゼ）
蛋白排泄量（g/日） 蛋白/Cr比（g/gCr）	＜0.15 ＜0.15	0.15～0.49 0.15～0.49	≧0.50 ≧0.50	≧3.5 ≧3.5
試験紙法での目安	(−)～(±)	(−)～(2＋)	(1＋)～(3＋)	(3＋)～(4＋)

（CKD診療ガイドより）

食塩摂取量の目標

	男性	女性
健康な人 ステージG1、G2で 高血圧・むくみがない	8.0g未満	7.0g未満
CKD（上記以外）	6.0g未満	

調味料や食品に含まれる食塩量

分類	食品名	目安量	食塩量（g）
調味料	天然塩	小さじ1	5.0
	精製塩	小さじ1	6.0
	しょうゆ	大さじ1	2.7～3.0
	みそ（淡色辛口）	大さじ1	2.2
	ウスターソース	大さじ1	1.5
	トマトケチャップ	大さじ1	0.5
	マヨネーズ	大さじ1	0.3
	固形スープの素	1個4g	2.3
	顆粒だし	小さじ1	1.5
漬けもの	たくあん	5切れ30g	2.1
	梅干し	親指大1個	2.1
水産練り製品	かまぼこ	3切れ80g	2.0
	焼きちくわ	1/2本60g	1.3
魚（塩蔵品）	たらこ	60g	2.8
	すじこ	30g	1.4
肉の加工品	ロースハム	40g	1.0
	ショルダーベーコン	40g	1.0
	焼き豚	40g	1.0

資料：文部科学省 科学技術・学術審議会 資源調査分科会 報告「五訂増補日本食品標準成分表」など
※調味料は計量の目安で、加工品は1食あたりの摂取目安量で表しています。
※小さじ1は5ml、大さじ1は15mlです。

減塩料理を作る5つのコツ

1 新鮮な旬の食材を使う
2 酸味やだしをきかせる
3 香りを活用する
4 味つけは食卓で、“つけ食べ”を！
5 塩分をきかせた料理を1品だけ作る

●外食メニューの食塩目安量

食品	食塩量（g）
ざるそば	3.0
きつねうどん	4.7
ラーメン	6.0
親子丼	5.4
天丼	3.6
カレーライス	3.4
にぎりずし	3.0
すき焼き定食	9.0
ハンバーグ・ランチ	3.2
幕の内弁当	4.5

●外食の選び方＆食べ方

- 丼物は、あまり頻繁に食べないように。めん類は汁を残しましょう。
- 味つけの濃そうな料理の定食は避けましょう。魚の照り焼きやみそ煮、しょうゆを使った煮物、漬けもの、みそ汁が並ぶ定食などが、その代表例です。
- みそ汁や吸い物は、半分くらいを残しましょう。漬けものも、ほどほどに。

● CKDステージによるたんぱく質制限の原則

ステージ（重症度）↓

ステージ G1～G2	過剰にならないように注意する
ステージ G3（G3aとG3b*）	標準体重1kg当たり 1日0.8～1.0g
ステージ G4～G5	標準体重1kg当たり 1日0.6～0.8g

＊ステージG3bでは1日0.6～0.8gとすることも多い。

（例）

身長150cm、標準体重50kgの人が、
体重1kg当たり0.8gにたんぱく質を抑える場合。

50kg×0.8＝40（g）

1日に摂取するたんぱく質の量は40g

●たんぱく質摂取目安量

1と2の表から1日分のたんぱく質食品を選びます。★マークは食塩が含まれるため注意しましょう。

〈例：1日のたんぱく質指示量30gの場合〉
朝食：なし 昼食：卵1/2個 夕食：鮭1/2切と
たんぱく質食品を分けます。

1日のたんぱく質指示量	1日に選ぶたんぱく質食品	
30g	1から3品	2から0品
40g	3品	1品
50g	2品	2品

1 おもに朝食となります。野菜と組み合わせてボリュームをつけましょう。

卵 1/2個	★ハム 1枚	★チーズ 1/2枚	★ソーセージ 1本	もめん豆腐 1/6丁	★はんぺん 1/2枚
ししゃも 1尾	納豆小 1個	えび 3尾	★ベーコン 1枚	きぬごし豆腐 1/5丁	とりひき肉 75g
卵豆腐 1/2パック	★魚肉ソーセージ 1/2本	ささみ 1/2本	豆乳 1/2杯	さけ 1/4切	★しらす大さじ 1杯
牛乳 1/4杯	ヨーグルト 1/2個	あじ 1/4切	あさり 12個	煮豆小皿 1/2杯	★ちくわ 1/2本

2 おもに昼食・夕食となります。1食に2品食べるときは、半量ずつとりましょう。

レバー 3切	豚ヒレ 1口大2個	いわし 1尾	牛もも・肩・ロース 脂身つき・なし 90g	豚もも・肩・ロース 脂身つき・なし 75g	とりむね・もも 皮あり・なし 75g
まぐろ・かつお刺身 3切	厚あげ 1/2枚	★さんま・さば缶 1/2缶	★えびフライ 3尾	★白身魚フライ 2個	いか刺身 5切
★とりのからあげ 3個	ぶり 1切半	たこ 3切	牛・豚ロース脂身つき 3～4枚	さけ・さば・たら 1切	★がんもどき 1個
バラ肉薄切 6枚	だしまき卵 3切	まぐろトロ・はまち刺身5切	さんま 1/2尾	あじ3枚おろし 1尾分	ほたて 1個
牛・豚ひき肉 75g	★ぎょうざ 8個	★しゅうまい 9個	★ツナ缶1缶	とり手羽 4本	★うなぎかば焼き 1/2人前

（参考：第8版 腎臓病食品交換表、慢性腎臓病食事指導のポイント、透析ケア2014.vol20）
（作成：IMSグループ板橋中央総合病院栄養科）

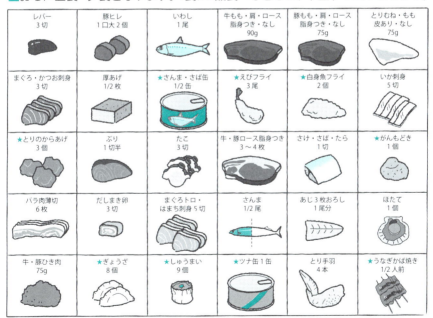

●リンのとり方

リンはおもにたんぱく質（肉・魚・卵・豆腐・乳製品）を含む食品に含まれるためリンの管理には、たんぱく質食品の量を調節することが重要です。

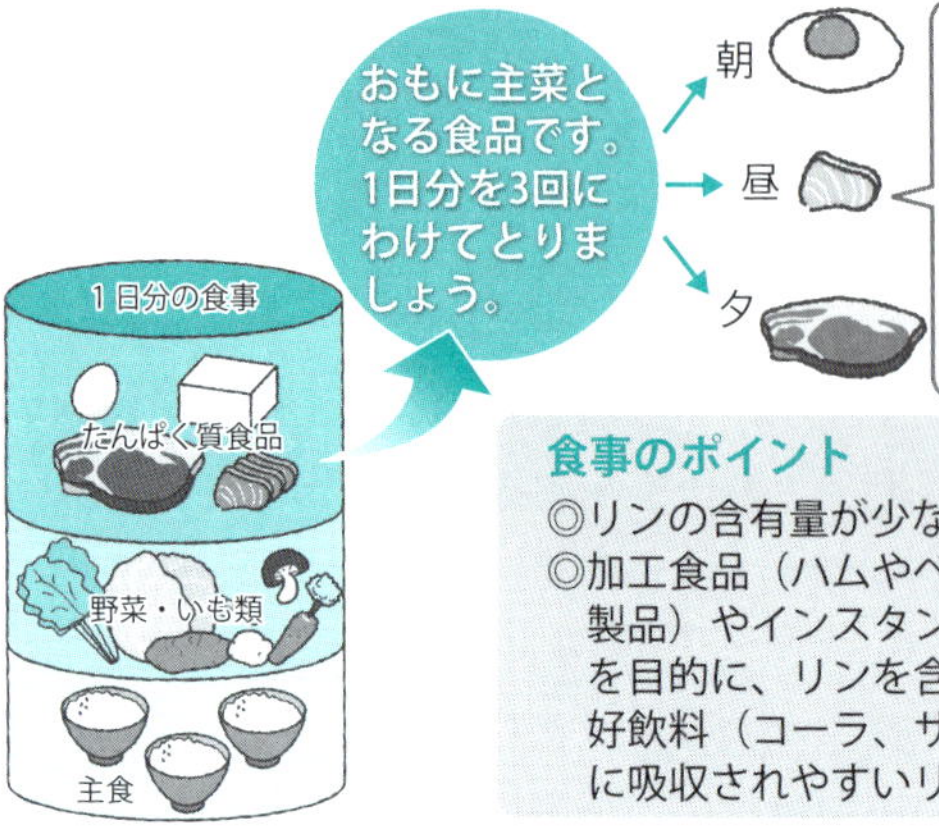

〈例：朝食メニュー〉
○ご飯、鮭、煮物、おひたし
×ご飯、鮭、ゆで卵、煮物、おひたし

たんぱく質食品を1食に2品とりいれると多いため1品に減らしましょう。

食事のポイント

◎リンの含有量が少ない食品を選びましょう。
◎加工食品（ハムやベーコン、かまぼこやちくわなどの練り製品）やインスタント食品、菓子類には保存性や味の向上を目的に、リンを含む食品添加物が含まれます。また、嗜好飲料（コーラ、サイダー、ビールなど）にも添加物の中に吸収されやすいリンが含まれるため、控えましょう。

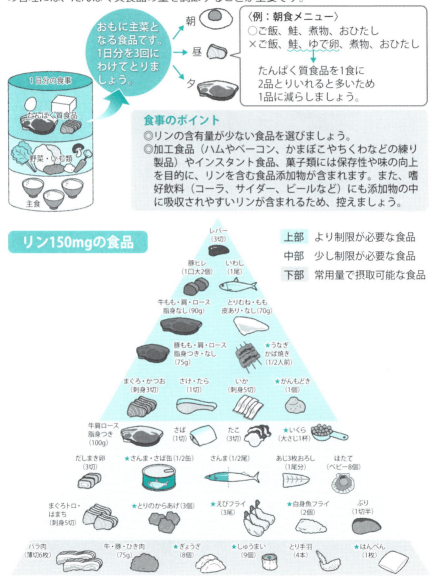

リン150mgの食品

上部　より制限が必要な食品
中部　少し制限が必要な食品
下部　常用量で摂取可能な食品

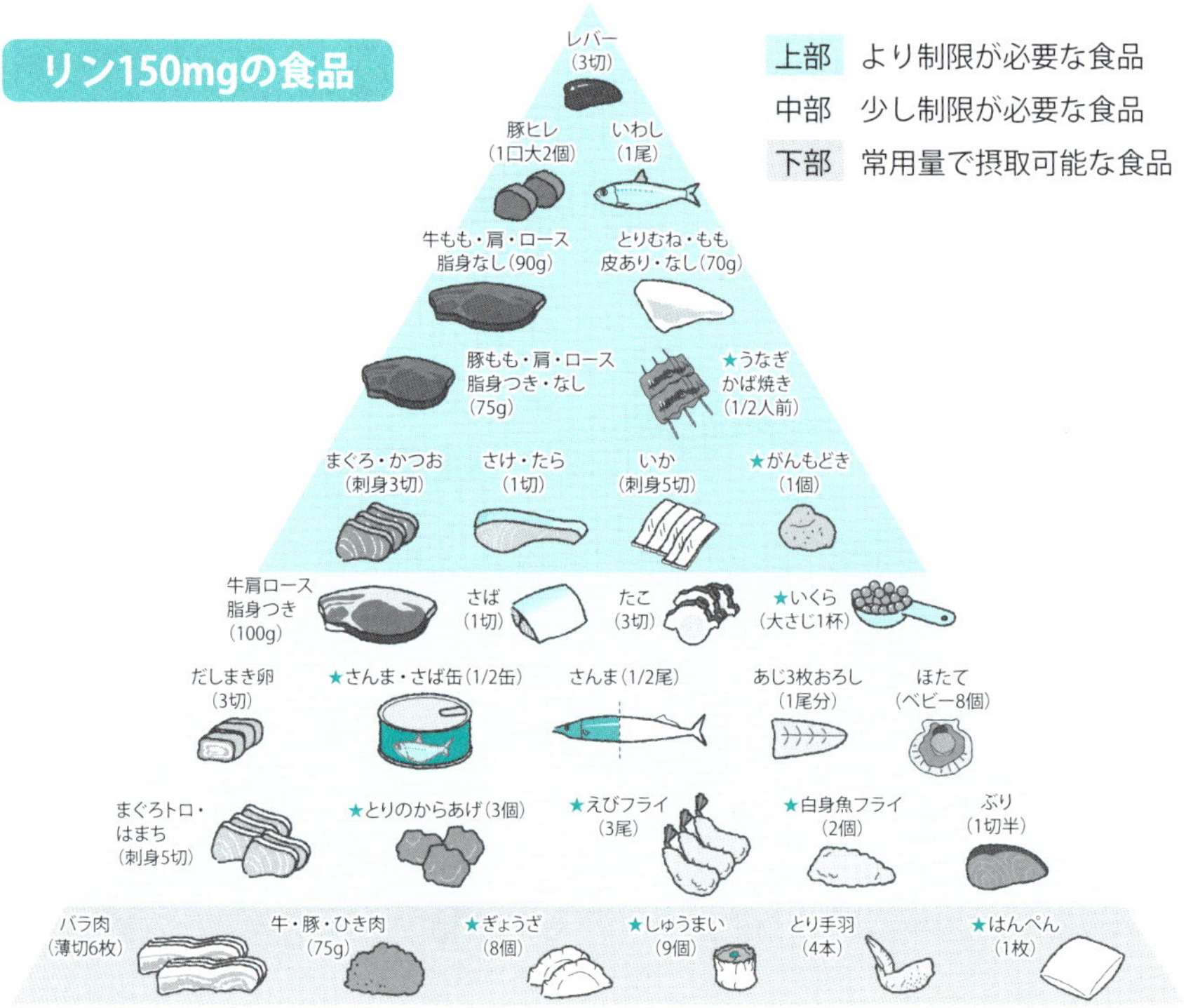

●リン摂取目安量

常用量で摂取した際の食品中に含まれるリンをピラミッドで表しています。

（　）内の量を目安とし、ピラミッドから1日分のたんぱく質食品を選びます。★マークは食塩が含まれるため注意しましょう。

※食材の規格が異なるため、あくまで目安量になります。

〈例：1日のたんぱく質指示量50gの場合〉
朝食：卵1個 昼食：ささみ2本 夕食：鮭1切
と、たんぱく質食品を分けます。

1日のたんぱく質指示量	たんぱく質食品からとるリン		
50g	朝 100mg	昼 150mg	夕 150mg
60g	150mg	200mg	200mg
70g	200mg	200mg	200mg

リン100mgの食品

上部　より制限が必要な食品
中部　少し制限が必要な食品
下部　常用量で摂取可能な食品

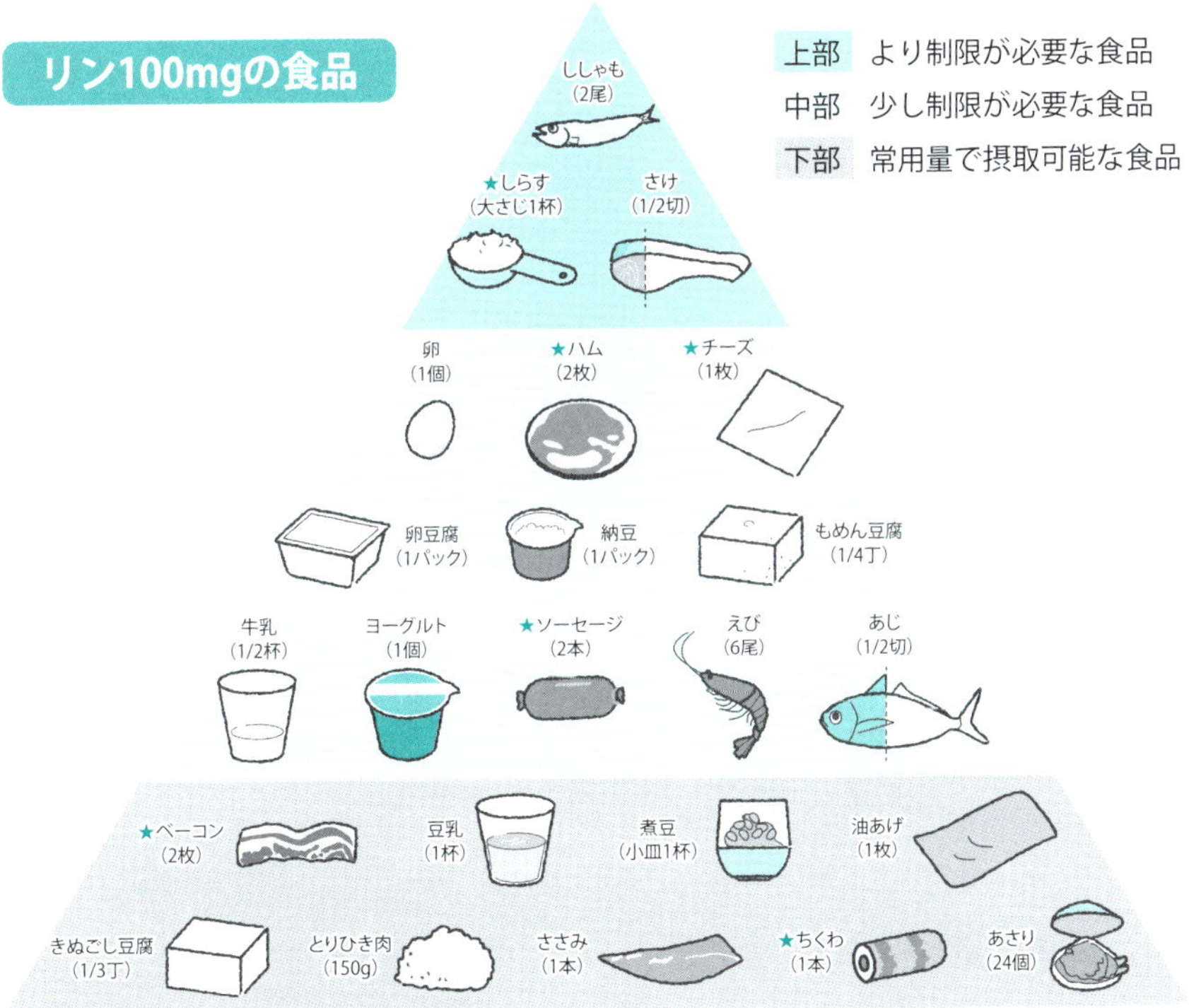

（参考：第8版 腎臓病食品交換表、慢性腎臓病食事指導のポイント、透析ケア2014.vol20）
（作成：IMSグループ板橋中央総合病院栄養科）

カリウム摂取目安量

常用量で摂取した際の食品中に含まれるカリウムをピラミッドで表しています。
1日に食べる量は（　）内を目安とし、3つのグループから1つずつ選びましょう。
カリウム制限のある方は、ピラミッドの低いところから選びましょう。
※食材の規格が異なるため、あくまで目安量になります。

食事のポイント
果物：缶詰のシロップにカリウムが漬け出ているため生果物から缶詰に変えましょう。
いも：茹でるお湯が多いほど、茹で時間が長いほど、カリウムを多く減らすことができます。
種実：.★マークは食塩が含まれます。味付きでないものを選びましょう。

上部　より制限が必要な食品
中部　少し制限が必要な食品
下部　常用量で摂取可能な食品

果物

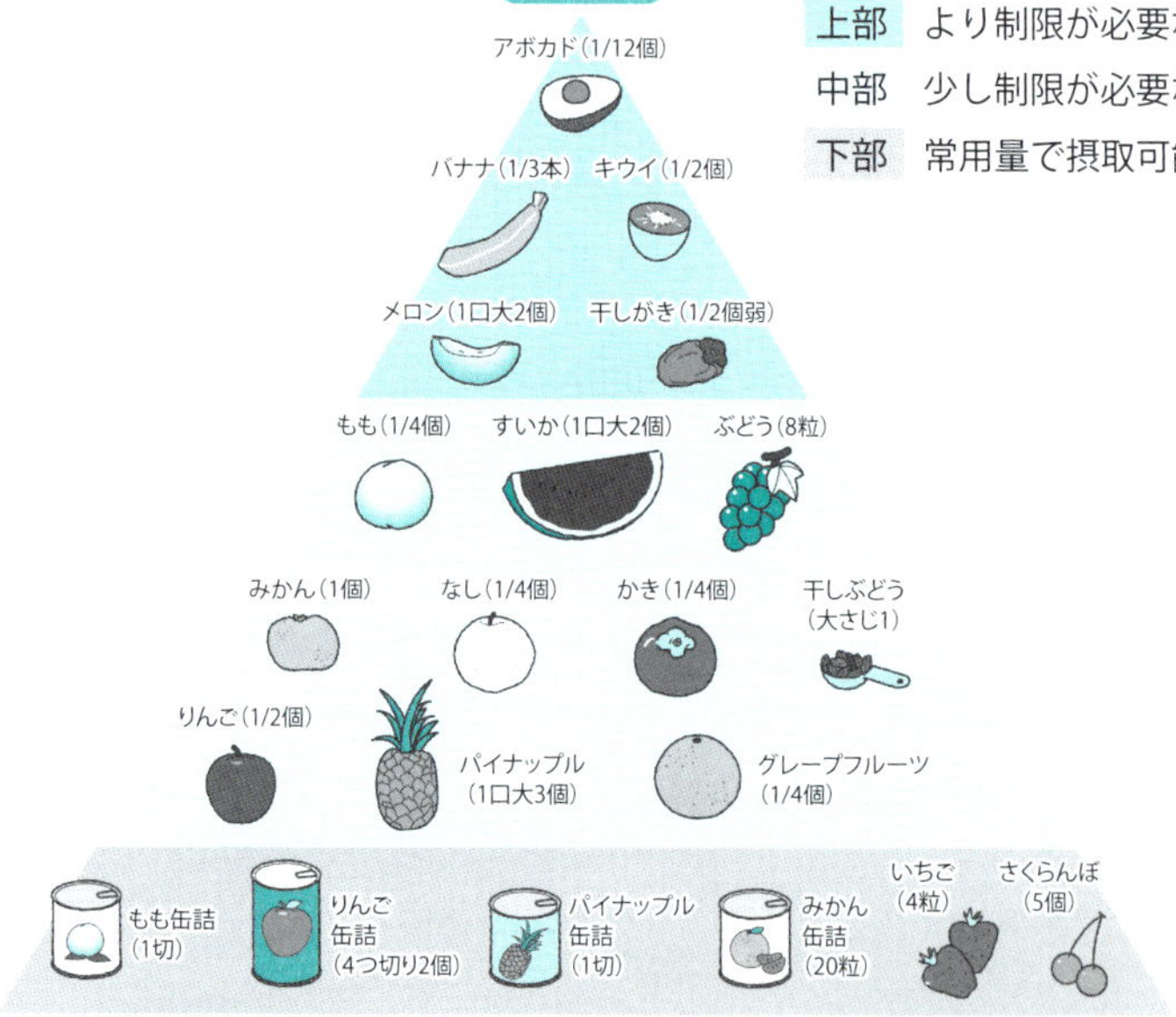

いも

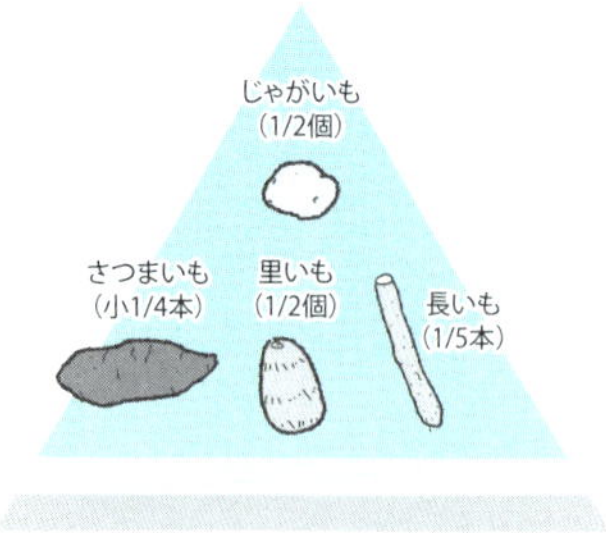

種実

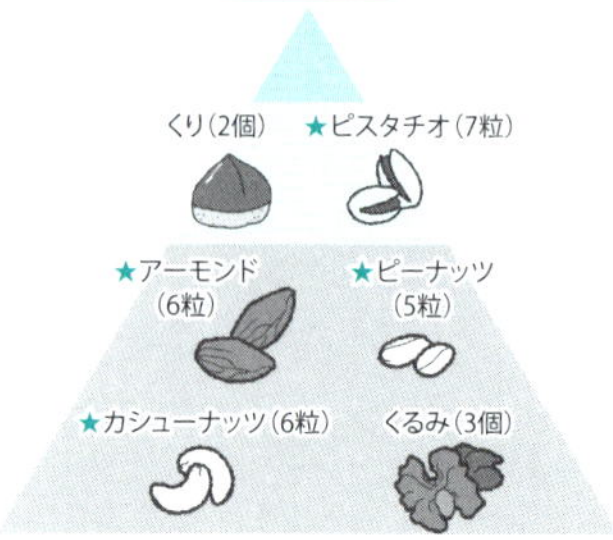
くり（2個）
★ピスタチオ（7粒）
★アーモンド（6粒）
★ピーナッツ（5粒）
★カシューナッツ（6粒）
くるみ（3個）

●カリウム摂取目安量

野菜50gを摂取した際の食品中に含まれるカリウムをピラミッドで表しています。

1日に野菜300g（緑黄色野菜は100g、その他の野菜は200g）を目安にとりましょう。

カリウム制限のある方はカリウムの少ない野菜を選んだり、カリウム処理した野菜に替えましょう。
※食材の規格が異なるため、あくまで目安量になります。

カリウムを減らすポイント

◎カリウムは水に溶けるため、水にさらす・茹でこぼしをすることで、カリウムを調理前の1/3～2/3量に減らすことができます。
◎電子レンジによる加熱や蒸し料理では、カリウムはほとんど除去できないため注意しましょう。

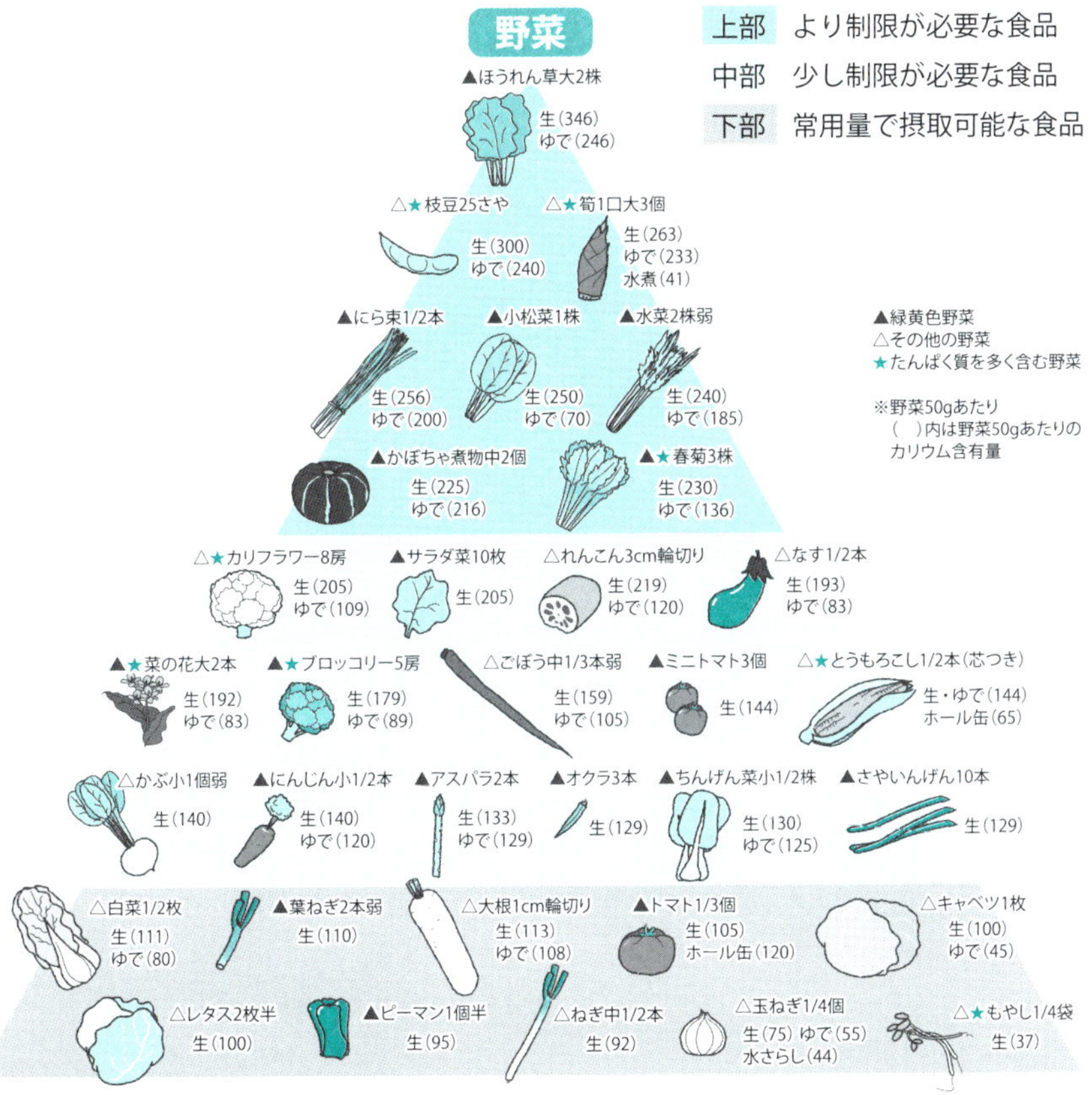

（参考：第8版 腎臓病食品交換表、慢性腎臓病食事指導のポイント、透析ケア2014.vol20）
（作成：IMSグループ板橋中央総合病院栄養科）

●生活活動のメッツ表

メッツ	3 メッツ以上の生活活動の例
3.0	普通歩行（平地、67m/ 分、犬を連れて）、電動アシスト付き自転車に乗る、家財道具の片付け、子どもの世話（立位）、台所の手伝い、大工仕事、梱包、ギター演奏（立位）
3.3	カーペット掃き、フロア掃き、掃除機、電気関係の仕事：配線工事、身体の動きを伴うスポーツ観戦
3.5	歩行（平地、75 ～ 85m/ 分、ほどほどの速さ、散歩など）、楽に自転車に乗る（8.9km/ 時）、階段を下りる、軽い荷物運び、車の荷物の積み下ろし、荷づくり、モップがけ、床磨き、風呂掃除、庭の草むしり、子どもと遊ぶ（歩く / 走る、中強度）、車椅子を押す、釣り（全般）、スクーター（原付）・オートバイの運転
4.0	自転車に乗る（≒ 16km/ 時未満、通勤）、階段を上る（ゆっくり）、動物と遊ぶ（歩く / 走る、中強度）、高齢者や障がい者の介護（身支度、風呂、ベッドの乗り降り）、屋根の雪下ろし
4.3	やや速歩（平地、やや速めに＝ 93m/ 分）、苗木の植栽、農作業（家畜に餌を与える）
4.5	耕作、家の修繕
5.0	かなり速歩（平地、速く＝ 107m/ 分）、動物と遊ぶ（歩く / 走る、活発に）
5.5	シャベルで土や泥をすくう
5.8	子どもと遊ぶ（歩く / 走る、活発に）、家具・家財道具の移動・運搬
6.0	スコップで雪かきをする
7.8	農作業（干し草をまとめる、納屋の掃除）
8.0	運搬（重い荷物）
8.3	荷物を上の階へ運ぶ
8.8	階段を上る（速く）

メッツ	3 メッツ未満の生活活動の例
1.8	立位（会話、電話、読書）、皿洗い
2.0	ゆっくりした歩行（平地、非常に遅い＝ 53m/ 分未満、散歩または家の中）、料理や食材の準備（立位、座位）、洗濯、子どもを抱えながら立つ、洗車・ワックスがけ
2.2	子どもと遊ぶ（座位、軽度）
2.3	ガーデニング（コンテナを使用する）、動物の世話、ピアノの演奏
2.5	植物への水やり、子どもの世話、仕立て作業
2.8	ゆっくりした歩行（平地、遅い＝ 53m/ 分）、子ども・動物と遊ぶ（立位、軽度）

【出典】厚生労働科学研究費補助金（循環器疾患・糖尿病等生活習慣病対策総合研究事業）
「健康づくりのための運動基準2006改定のためのシステマティックレビュー」（研究代表者：宮地元彦）

●運動のメッツ表

メッツ	3メッツ以上の運動の例
3.0	ボウリング、バレーボール、社交ダンス（ワルツ、サンバ、タンゴ）、ピラティス、太極拳
3.5	自転車エルゴメーター（30～50ワット）、自体重を使った軽い筋力トレーニング（軽・中等度）、体操（家で、軽・中等度）、ゴルフ（手引きカートを使って）、カヌー
3.8	全身を使ったテレビゲーム（スポーツ・ダンス）
4.0	卓球、パワーヨガ、ラジオ体操第1
4.3	やや速歩（平地、やや速めに＝93m/分）、ゴルフ（クラブを担いで運ぶ）
4.5	テニス（ダブルス）*、水中歩行（中等度）、ラジオ体操第2
4.8	水泳（ゆっくりとした背泳）
5.0	かなり速歩（平地、速く＝107m/分）、野球、ソフトボール、サーフィン、バレエ（モダン、ジャズ）
5.3	水泳（ゆっくりとした平泳ぎ）、スキー、アクアビクス
5.5	バドミントン
6.0	ゆっくりとしたジョギング、ウェイトトレーニング（高強度、パワーリフティング、ボディビル）、バスケットボール、水泳（のんびり泳ぐ）
6.5	山を登る（0～4.1kgの荷物を持って）
6.8	自転車エルゴメーター（90～100ワット）
7.0	ジョギング、サッカー、スキー、スケート、ハンドボール*
7.3	エアロビクス、テニス（シングルス）*、山を登る（約4.5～9.0kgの荷物を持って）
8.0	サイクリング（約20km/時）
8.3	ランニング（134m/分）、水泳（クロール、ふつうの速さ、46m/分未満）、ラグビー*
9.0	ランニング（139m/分）
9.8	ランニング（161m/分）
10.0	水泳（クロール、速い、69m/分）
10.3	武道・武術（柔道、柔術、空手、キックボクシング、テコンドー）
11.0	ランニング（188m/分）、自転車エルゴメーター（161～200ワット）

メッツ	3メッツ未満の運動の例
2.3	ストレッチング、全身を使ったテレビゲーム（バランス運動、ヨガ）
2.5	ヨガ、ビリヤード
2.8	座って行うラジオ体操

＊試合の場合

●原因となっている疾患に対する薬

糖尿病		
	使われる薬	経口糖尿病治療薬 インスリン製剤
	目的・目標	食事・生活改善と併せ、食後血糖値 150mg/dl 未満（国際標準値）を目指す

分類	作用・用途	おもな製剤名（ジェネリックは除く）	目的となる病気
DPP-4 阻害薬	よりすみやかなインスリン分泌の促進・食後高血糖の改善	ジャヌビア®、エクア®、トラゼンタ®など	糖尿病
インスリン注射薬	インスリンにより、血糖値を下げる	ランタス®、ノボラピッド®など	糖尿病

高血圧		
	使われる薬	降圧薬（RAS 阻害薬など）
	目的・目標	食事・生活改善と併せ、140/90mmHg 以下を目指す

降圧薬（ACE 阻害薬）	血圧を上げる物質（アンジオテンシンⅡ）の産生を抑え、血圧を下げる。また、腎保護作用、尿たんぱくを減らす作用もある。	カプトリル®、レニベース®、ロンゲス®、タナトリル®、エースコール®、コナン®など	高血圧症、腎性高血圧、腎血管性高血圧
降圧薬（ARB 薬）	血圧を上げる物質（アンジオテンシンⅡ）の受容体への結合を抑え、血圧を下げる。また、腎保護作用、尿たんぱくを減らす作用もある。	ニューロタン®、ディオバン®、オルメテック®、アジルバ®、ブロプレス®、アバプロ®など	高血圧症
降圧薬（カルシウム拮抗薬	血管を拡張させて血圧を下げる。	アムロジン®、コニール®、アテレック®、カルスロット®、ニバジール®、アダラート®など	本態性高血圧、腎性高血圧、狭心症
利尿薬	ナトリウムの排泄を促進する。体内の余分な水分を排泄する。	ラシックス®、ルプラック®、フルイトラン®など	高血圧症

脂質異常症		
	使われる薬	スタチン
	目的・目標	食事・生活改善と併せ、LDLコレステロール値低下を目指す

脂質異常症治療薬	血清コレステロールを下げる	リバロ®、リピトール®、メバロチン®など	高コレステロール血症

慢性糸球体腎炎		
	使われる薬	副腎皮質ステロイド薬など
	目的・目標	食事、生活改善と併せ、尿たんぱくの陰性化を目指す

副腎皮質ステロイド、免疫抑制薬	免疫の働きを調整し、腎臓病の進行を抑える。	ネオーラル®、プログラフ®、エンドキサン®、プレディニン®など	一部の難治性ネフローゼ症候群や慢性糸球体腎炎（一般的でない）、腎臓移植後の拒絶反応を抑える、膠原病

● CKDによる症状を抑える薬

腎性貧血		
	使われる薬	赤血球造血刺激因子製剤 鉄補給剤

エリスロポエチン製剤（注射）	貧血を改善する	エポジン®、エスポー®、ネスプ®、ミルセラ®など	CKDが原因の腎性貧血
鉄剤	鉄を補充し、貧血を改善する	フェロミア®、フェジン®など	鉄欠乏

高カリウム血症		
	使われる薬	カリウム吸着薬、利尿薬、重曹

カリウム吸着薬	血清のカリウム値を下げる	カリメート®、ケイキサレート®、アーガメイトゼリー®など	高カリウム血症

高リン血症		
	使われる薬	リン吸着薬

リン吸着薬	血清のリン値を下げる	沈降炭酸カルシウム、レナジェル®、フォスブロック®、リオナ®、ホスレノール®など	高リン血症

Column

診断と治療の確からしさと、個人への適性と、個人の選択

診断や治療が「正しい」とは、どういうことでしょうか？　医学の教科書に書いてある通りに行っているということでしょうか？

実はそうとは限らないのです。20世紀の後半に、人類は膨大な医学知識を手に入れました。多くの動物実験などにより、多くの新しい診断法や治療法が開発されました。しかし薬の効果、たとえば血圧を下げること自体は間違っていなくても、どのような人をどのくらい下げるかによって、本当の効果が得られるかどうか、すなわち心臓病や脳卒中を減らせるかどうかは、はっきりとわかっていませんでした。

このため、21世紀になってエビデンス（証拠）に基づいた医療が提唱され、「実際に心臓病を減らすか？」という臨床試験を行って検証することになりました。しかしすべての治療法にそれを行うことは不可能です。場合によっては人道に反する実験になってしまいます。

そこで、最新段階での「正しいらしさ」に尺度をABCDEでつけ、その「正しいらしさ」に応じて、推奨の程度に強弱をつける診療ガイドラインが作成されるようになってきました。たとえば、タバコの害はほぼ万人に起きるので強い推奨になるといったように。

そして、そのガイドラインには「この治療法はすべての人に正しいとは限らない。必ず治療によってもたらされる利益と不利益（副作用など）を天秤にかけて医師と患者で適否を判断しなさい」と強調されています。

第5章

血圧・塩分摂取を管理する！便利なスマホアプリの使い方

CHAPTER 5

1

血圧の測り方

自宅で朝晩2回測定しましょう

血圧の変動は、CKDを悪化させる要因になります。血圧をコントロールするには、家庭での普段の血圧を知ることがまず大切です。医療機関での血圧測定は、診察室という特殊な環境で測るので、緊張して普段の血圧を反映していない場合があります。そのため、家庭での血圧測定が必要です。

家庭では、朝と夜の2回、血圧を測定します。朝は起床から1時間以内に、排尿をすませて朝食や服薬の前に測ります。夜は飲酒や入浴の直後は避けて、寝る前に測るとよいでしょう。1～2分間安静にしてから測定を開始します。

血圧計には、医療機関でこれまで使われてきた水銀柱と聴診器を使って測定する「コロトコフ法」と家庭でよく使われる「デジタル自動血圧計」があります。聴診法は熟練を要するので家庭ではすすめられません。

デジタル血圧計は、上腕で測定するタイプのほうが信頼度が高くオススメです。手首や指での測定は、数値の変動が生じる可能性があります。

上腕で測定する血圧計は、必ず椅子に座って背を伸ばし、測定する部位が心臓と同じ高さになるように腕を伸ばします。腕の位置が低いときは、タオルなどを腕の下において高さを調節します。カフを巻く位置は、ひじより2～3㎝上にします。血圧はできるだけ2回測って、どちらも記録しておきましょう。

自動血圧計にはカフにセンサーが内蔵してあり、この部位が腕の動脈の拍動を感知します。このため説明書通りにカフの位置を調節することが大事です。通常は右腕で測定することを前提としています。この測り方の間違いが結構多く、結果を不正確にしてしまうので注意が必要です。血圧はできるだけ2回測って、どちらも記録しておきましょう。

　血圧の記録は、受診の際にかかりつけ医にみせると、診断や治療の参考になります。デジタル式は測定値が自動メモリされるものが多く、スマートフォンの専用アプリと連動して、測定値をスマートフォンに転送し記録できるものもあります。転送された記録は自動的にグラフ化され、過去にさかのぼって血圧の数値を確認することができます。また、直近の1週間、1カ月、3カ月の平均値などを表示することもできるので、かかりつけ医を受診したときに血圧の平均値を示すのに便利です。

●正しい血圧の測り方

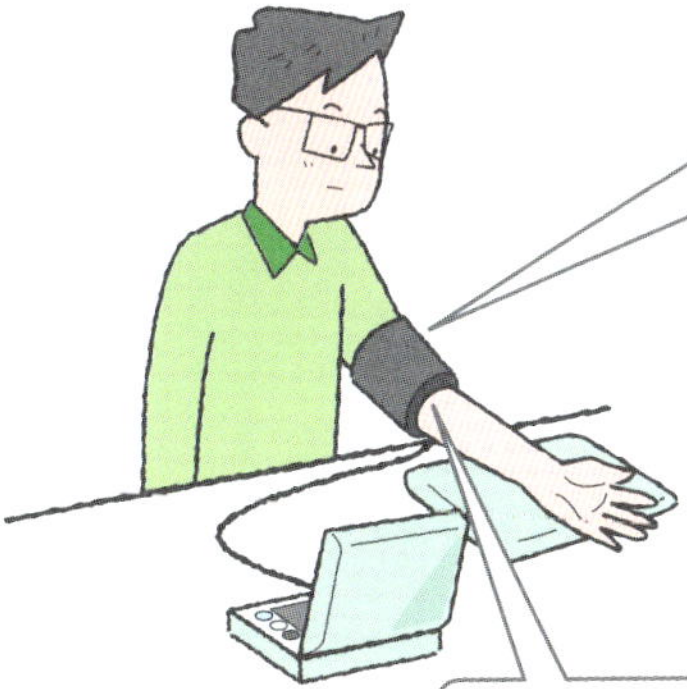

カフは指が1本入るくらいに巻く

カフ（圧迫帯）は、上腕に少しきつめに巻く。目安はカフと腕の間に指が1本入る程度。

カフの高さは心臓と同じ高さに

カフを巻いた腕は、テーブルの上などに乗せ、心臓と同じくらいの高さにする。高さの調節のため、腕の下にタオルなどを敷いてもよい。

2

血圧記録アプリの使い方

スマホで血圧の管理が簡単に

最近の家庭用血圧計のなかには、測定データをスマートフォンに簡単に転送して、専用のアプリで管理できるタイプがあります。毎日測定した血圧の数値を、簡単な操作でスマートフォンに送り、すぐにグラフ化するので、変化をつかみやすいのが特徴です。使い方をご紹介しましょう。

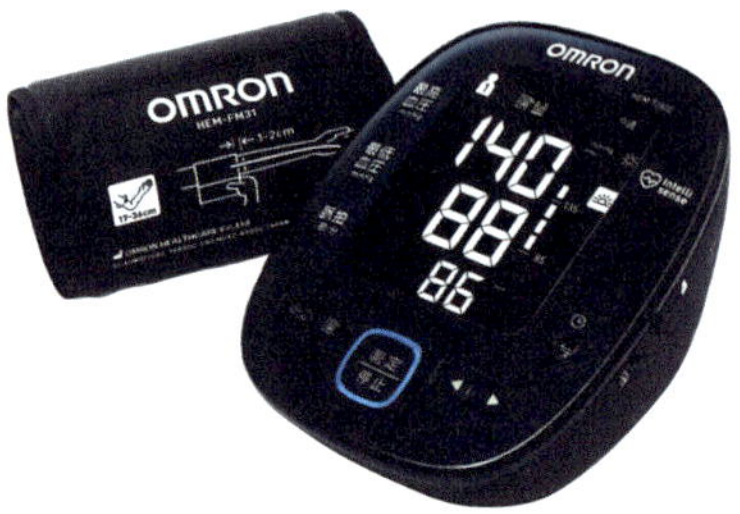

通信機能を搭載した血圧計は、「オムロン上腕式血圧計　HEM-7280C」。

からだグラフ　Android/iPhone

「からだグラフ」は、オムロンのウェルネスリンクに対応した健康機器（自動血圧計、体重体組成計、活動量計・歩数計）で計測したさまざまなデータを、簡単に転送して記録できるアプリです。

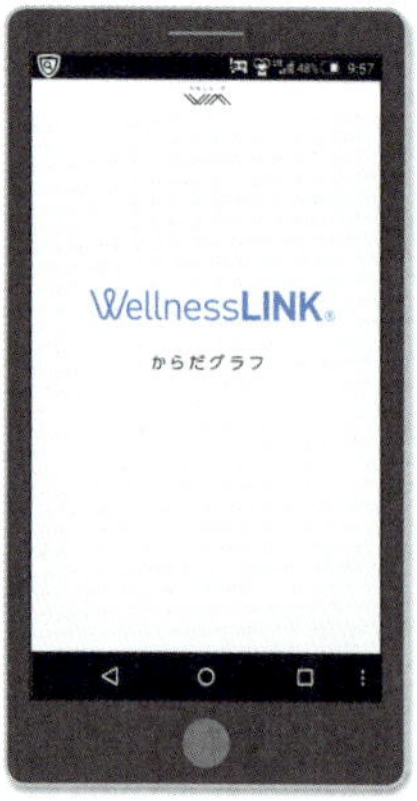

健康サポートサービス「ウェルネスリンク」を活用してスマートフォン専用アプリ「からだグラフ」の利用には、NTTドコモとオムロンヘルスケアが共同出資するドコモ・ヘルスケアの健康サービス「WM（わたしムーヴ）」への会員登録（無料）が必要です。

スマートフォンサイトへのアクセスバーコード

からだグラフの使い方

準備

1 「からだグラフ」アプリをダウンロードしたら、データを転送する健康機器を設定します。
（設定ページ→機器設定をタップ）

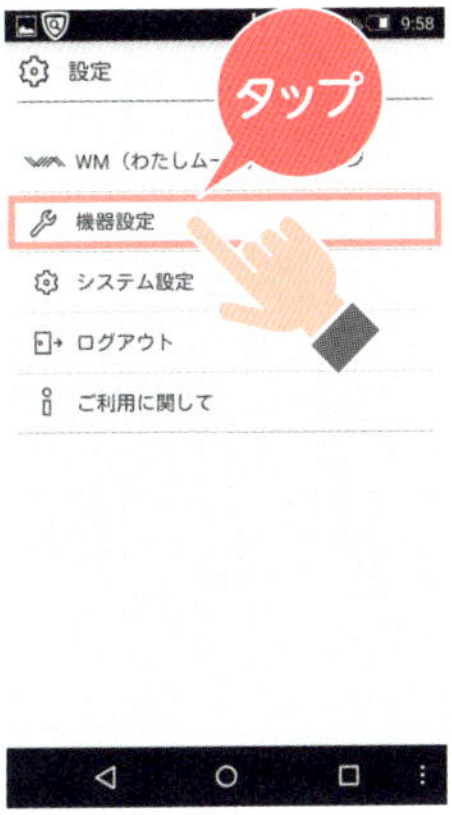

2 機器を設定します。
（ウェルネスリンク対応機器の追加をタップ）

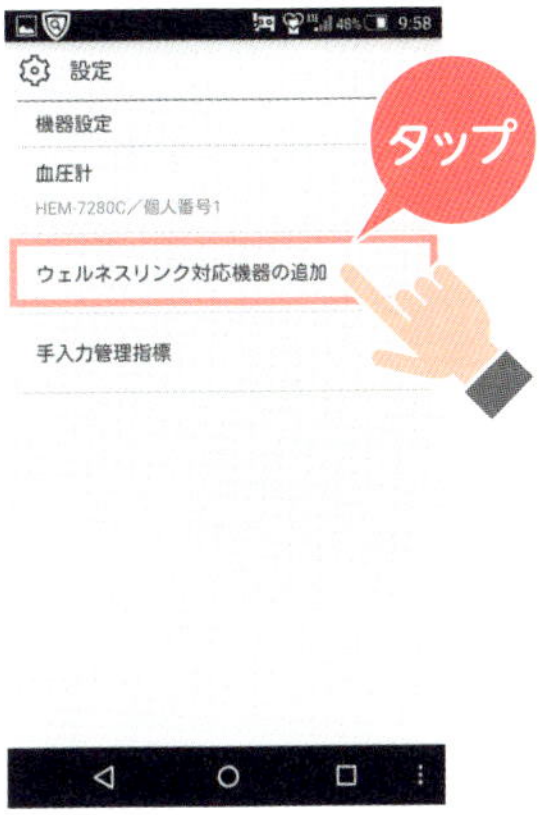

3 血圧計を選択します。
（「血圧計」をタップ）

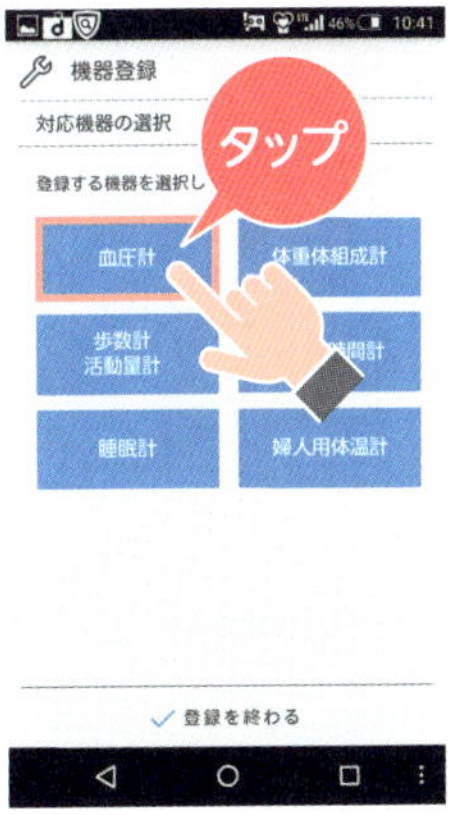

4 機器を登録します。
スマートフォン端末の「おサイフケータイ」マーク部分を、ウェルネスリンクの通信エリアマークに合わせて、機器を登録します。

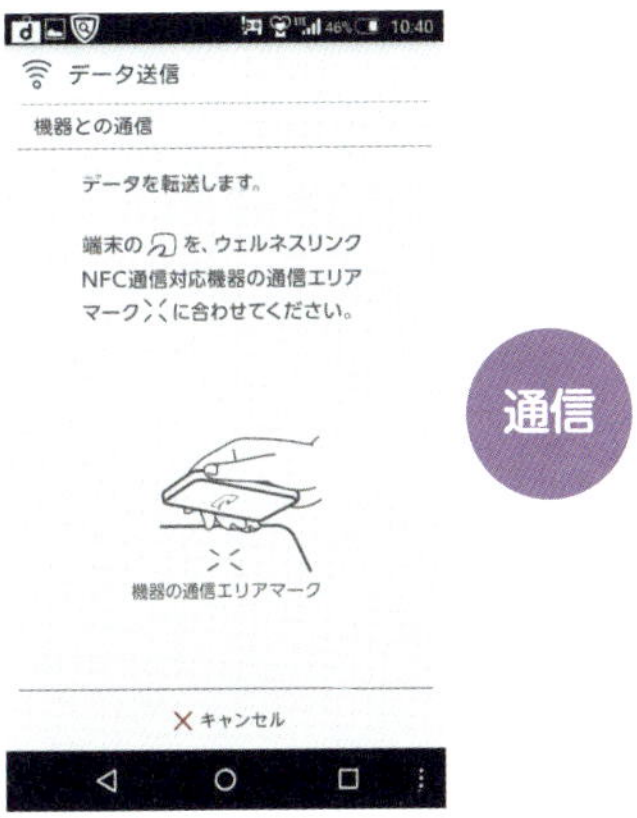

血圧測定

1 血圧計を準備します。
上腕式血圧計に、カフ（腕帯）を接続します。

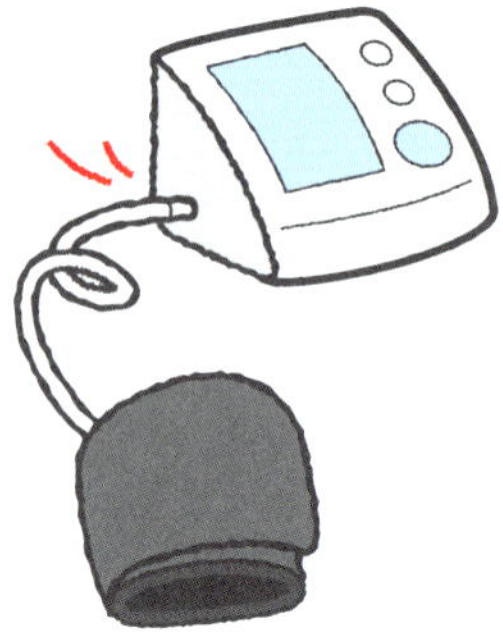

2 カフ（腕帯）を巻きます。
ひじの上部分にカフ（腕帯）を巻きます。

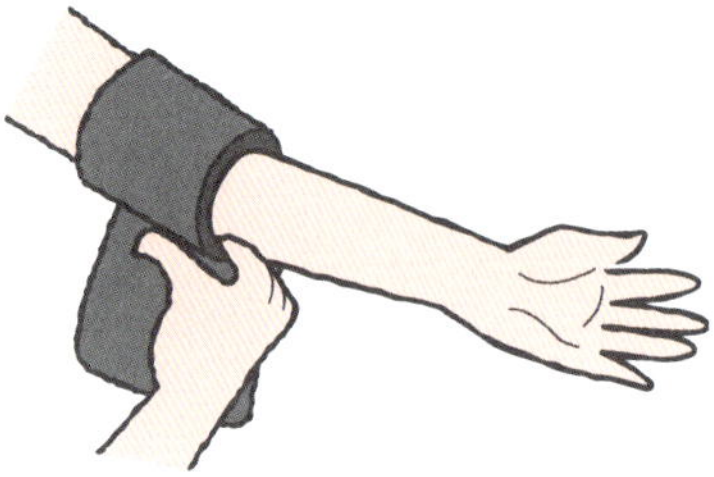

3 血圧を測定します。
「測定／停止」スイッチを押して、血圧を測定します。

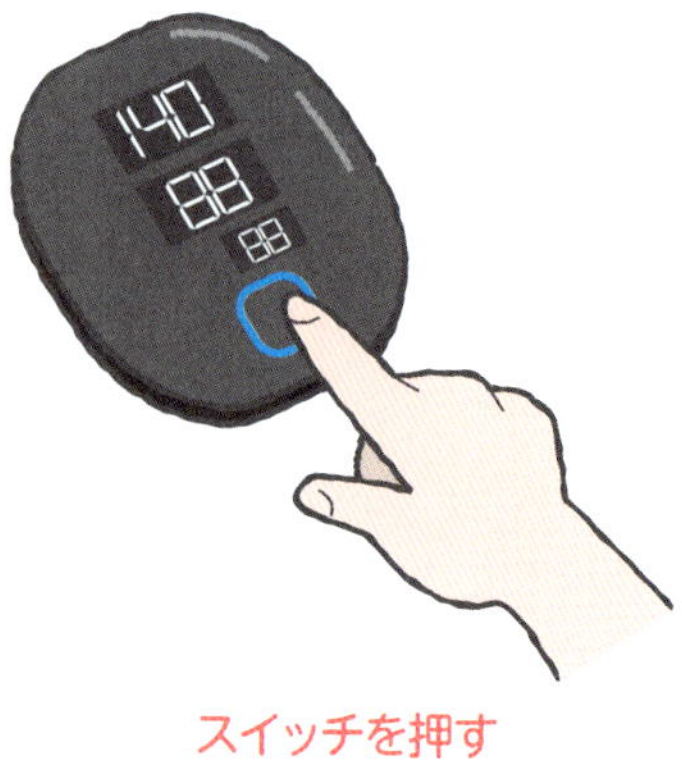

4 データ転送の準備をします。
カフ（腕帯）をはずして、データ転送の準備をします。

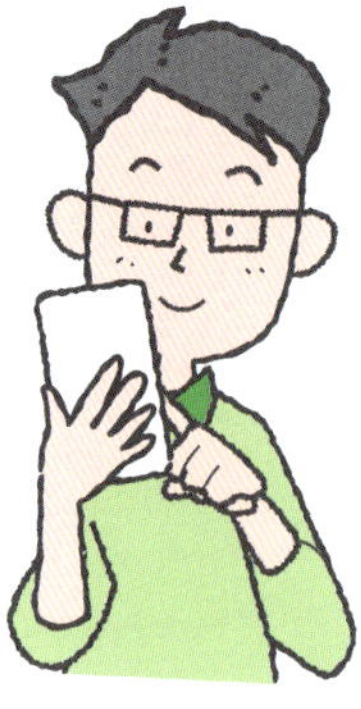

転送・記録

1 アプリを起動します。
「からだグラフ」アプリを起動し、「データ転送」をタップします。

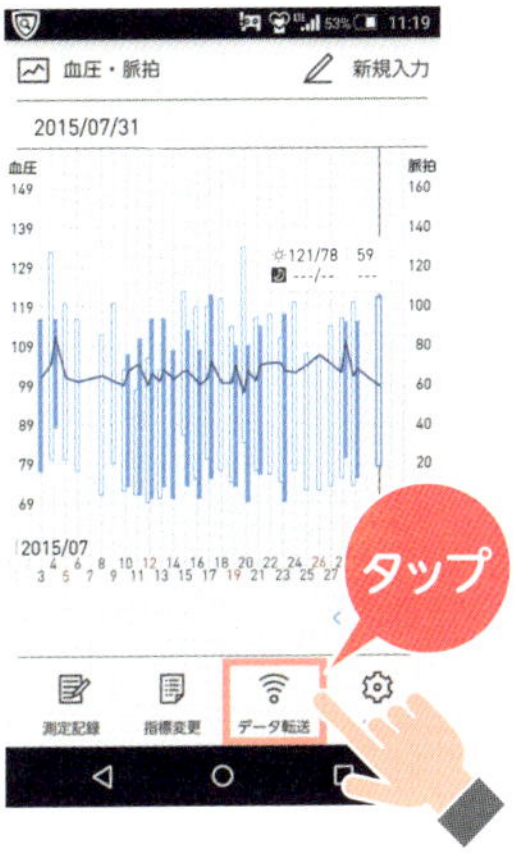

2 データを転送します。
スマートフォン端末の「おサイフケータイ」マーク部分を、ウェルネスリンクの通信エリアマークに合わせて、データを転送します。

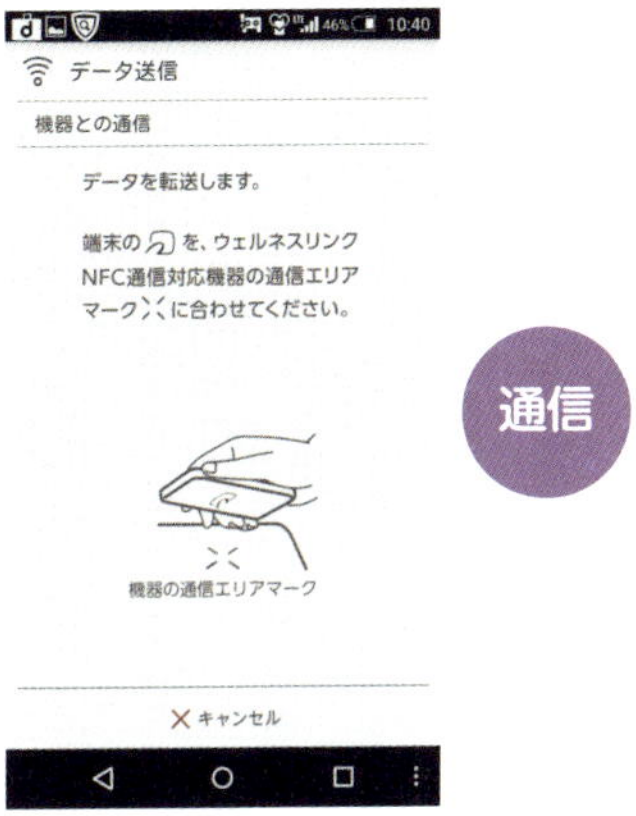

3 測定記録を表示します。
データが転送されると、「グラフ」と「測定記録」に「血圧・脈拍」が表示されます。

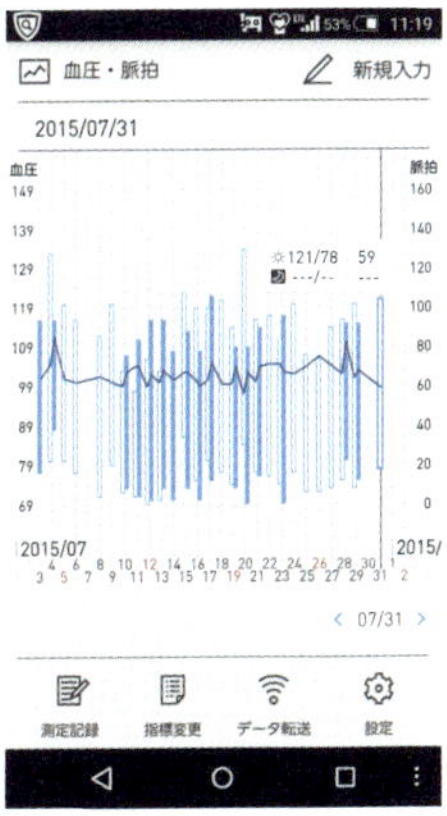

4 パソコンにも転送できます。
別売品の通信トレイを使って、USBケーブルで測定データをパソコンに転送することも可能です。

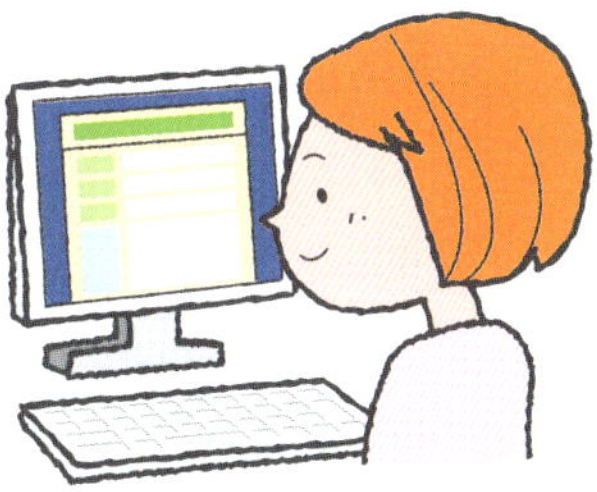

3

食事の記録

食事内容や塩分摂取量を記録しましょう

ＣＫＤの食事療法の基本は、「1日3食を欠食せずに、規則正しく、よくかんでゆっくり食べる」ことにあります。そのうえで、ＣＫＤへの対策として、食塩や腎機能に応じたたんぱく質の制限を行います。カリウムやリンの制限が必要になることもあります。

また、ＣＫＤでは、肥満や糖尿病などさまざまな基礎疾患のあることが多く、その病気に対する食事療法もいっしょに行います。

適正な摂取エネルギー量の求め方（104ページ参照）や食塩を1日6g未満に抑える方法（110ページ参照）、たんぱく質を制限する方法（112ページ参照）などを参考にしながら、食生活を見直していきましょう。

食生活の見直しに役立つのは、食事の記録をつけることです。そんなに食べていないつもりでも、実際に記録をつけてみると、予想以上に食べていることが少なくありません。食事記録から摂取エネルギー量、食塩量、たんぱく質の量を計算するのは大変な作業ですが、最近では面倒な計算をしてくれるスマートフォン用の専用アプリが多数あります。

食事内容を記録するアプリでは、最初に年齢、性別、日常生活の活動量などを設定すると、適正な摂取エネルギー量が表示されます。その日に食べたものを、朝食は、カフェオレ、トースト、ミニサラダ、ヨーグルト、といったように食品リストから選んで入力します。すると、摂取エネルギー量が算出され、あとどれくらいのエネルギー量が残っているかをわかりやすく表示します。また、食事内容をスマートフォンの内臓カメラで撮影してその画像を送ると、摂取エネルギー量を記録してくれるアプリもあります。

食塩摂取量を管理するアプリでは、最初に目標摂取量を入力します。その日に食べたものを食品リストから選んで入力するほか、食品に表示されている食塩相当量を入力すると、今日の摂取食塩相当量と目標との差が表示されます。直近の１週間の食塩摂取量が表示されるほか、月単位の食塩摂取量をグラフで見ることもできます。

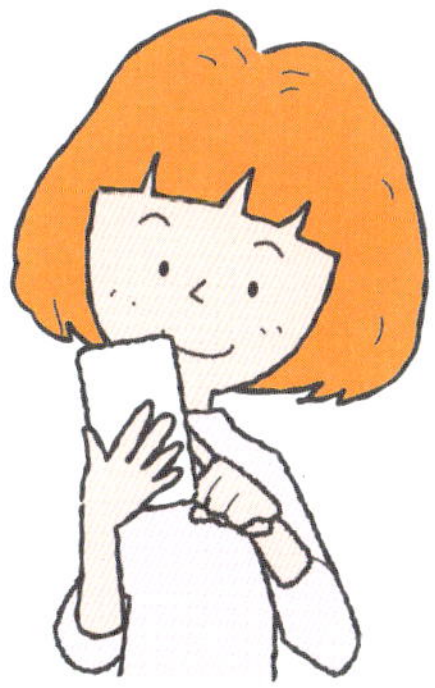

スマホで食事の記録が簡単に

食事を管理 / 記録するアプリ

カロナビ

Android

簡単カロリー管理ダイエットアプリ

販売業者：株式会社クオリア

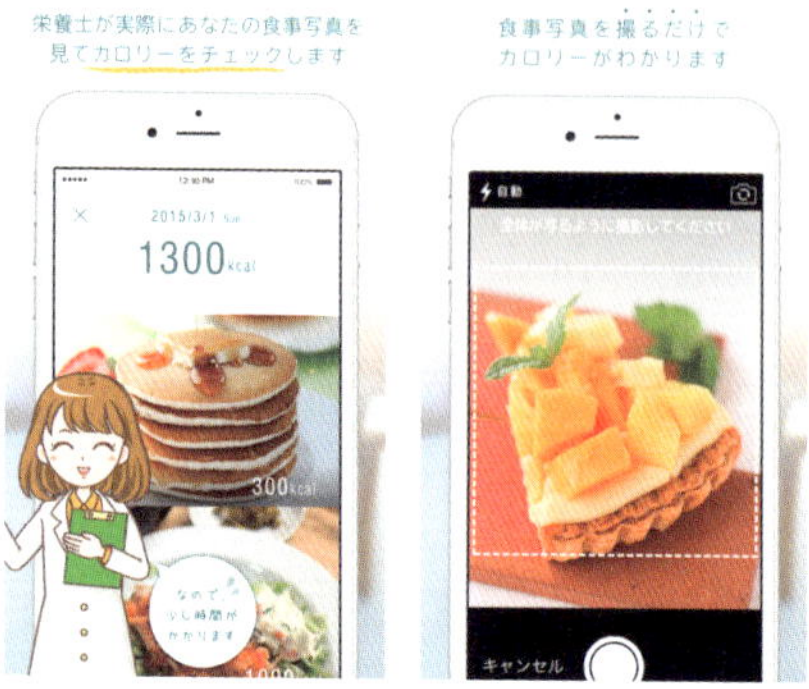

食事を食べる前に写真を撮って送信すると、材料や量を判別して食べもののエネルギーを自動で判定します。これまでにないほど簡単に食事の記録が可能です。また、体重の記録もできるので、食べた量と体重の増減の関係をグラフで確認できます。目標体重を入力すると、それに合わせた摂取カロリーの目安も教えてくれるので、あなたの食事管理を強力にサポートします。

ライフパレット 食ノート

Android iPhone/iPad

食事記録

販売業者：株式会社メディエイド

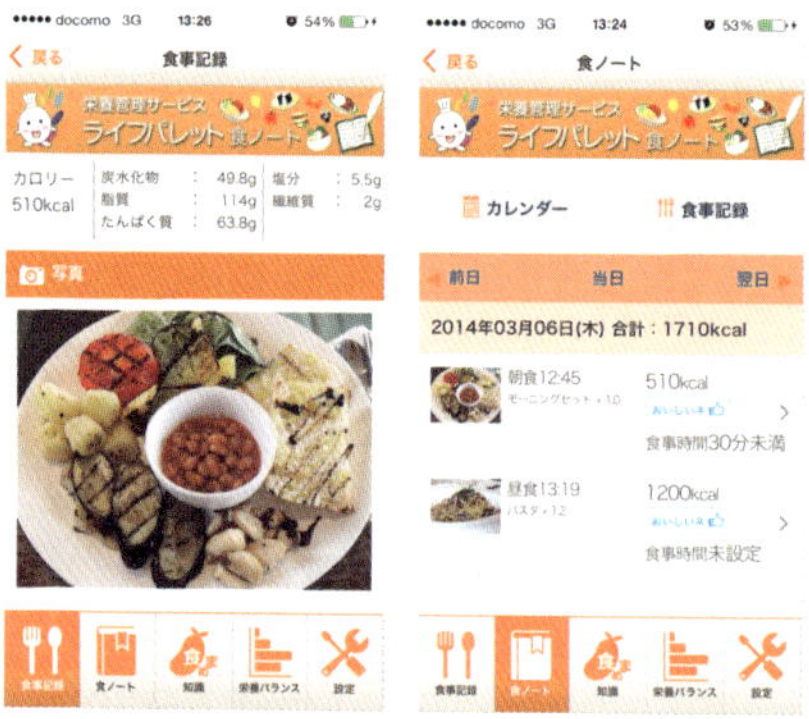

今日食べたものを、朝から眠るまで1日の食事の記録をつける自己管理アプリです。メニュー名から食べたものを選び、バーコードから検索することもできます。カロリー・塩分・食物繊維の目標値を設定すると、平均摂取量を表示します。また、3大栄養素（炭水化物、脂質、たんぱく質）のバランスもグラフ化できるので、栄養バランスのようすも簡単にチェックできます。

楽々カロリー

Android iPhone/iPad

ダイエット・体重管理アプリ

販売業者：Ateam Inc.

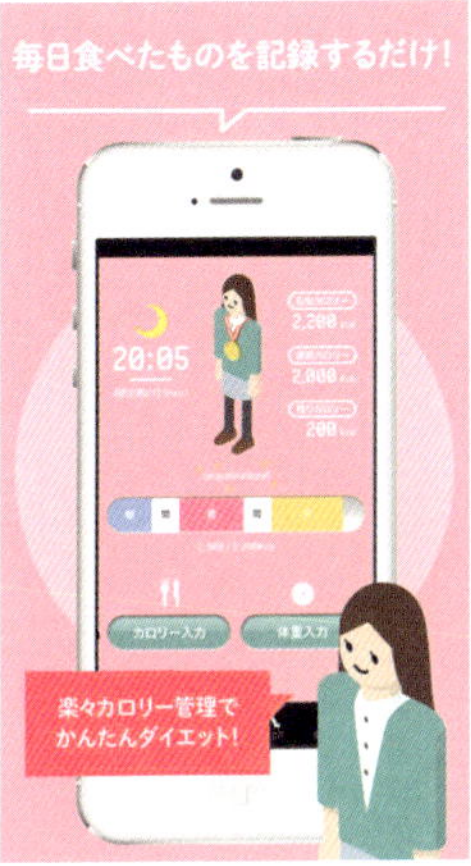
毎日食べたものを記録するだけ!
20:05
カロリー入力
体重入力
楽々カロリー管理で
かんたんダイエット!

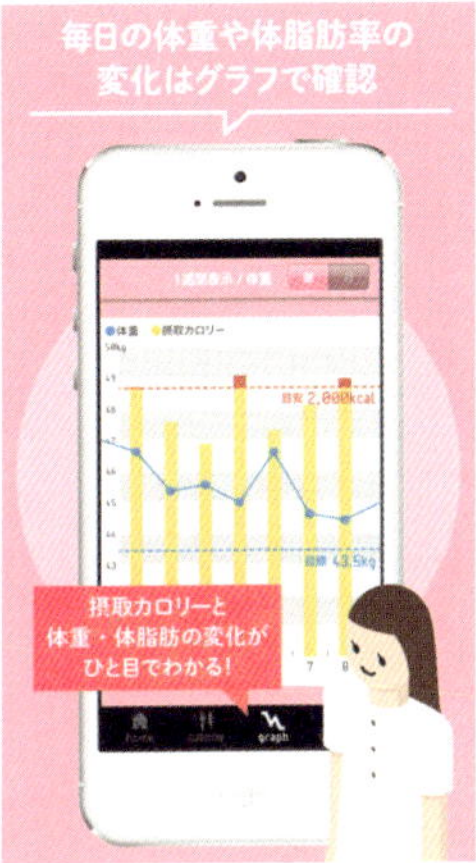
毎日の体重や体脂肪率の
変化はグラフで確認
摂取カロリーと
体重・体脂肪の変化が
ひと目でわかる!

今日食べたものを、朝から眠るまで1日の食事の記録をつける自己管理アプリです。メニュー名から食べたものを選び、バーコードから検索することもできます。カロリー・塩分・食物繊維の目標値を設定すると、平均摂取量を表示します。また、3大栄養素（炭水化物、脂質、たんぱく質）のバランスもグラフ化できるので、栄養バランスのようすも簡単にチェックできます。

減塩生活

iPhone/iPad

高血圧・腎臓疾患等で減塩をがんばる人のためのサポートアプリ

販売業者：TOMOHISA KATO

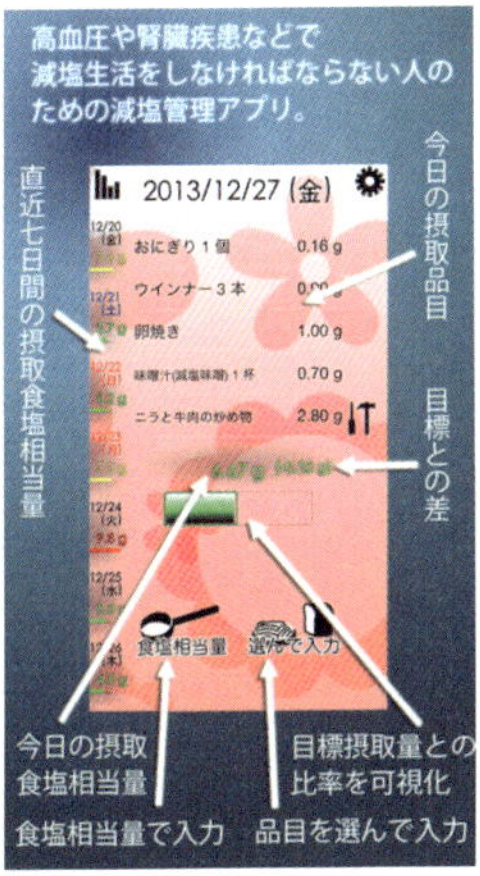

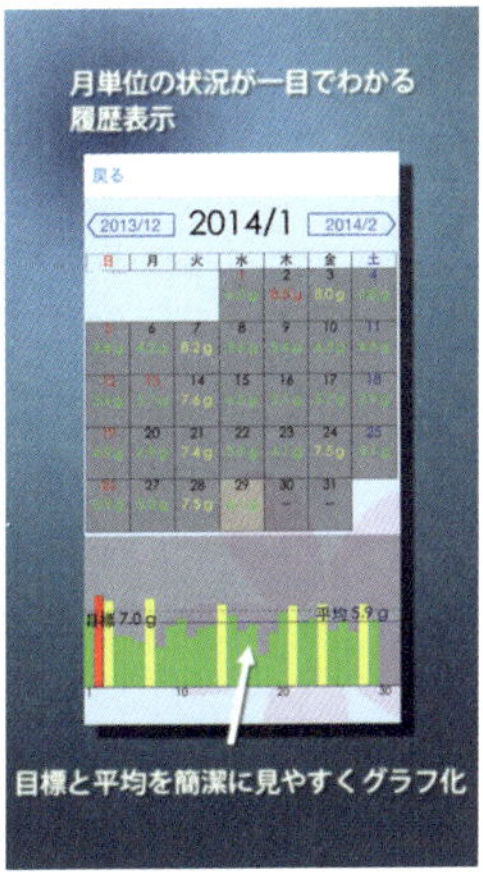

食べた料理を選択し、量と味付けを選ぶだけで、自動で塩分量を計算してくれるアプリです。塩分量が表示されているレトルト食品や菓子などは、直接入力することもできます。「1日の目標摂取量」「実際に摂取した量」「残りの摂取していい量」をひと目で確認できます。さらにアプリを開かなくても、ホーム画面のアイコン上に塩分量がバッジとして記載されるので、減塩意識を高めることができます。

あとがき——IT技術の進化が世界の医療を変える

２０１５年6月にバンコクで、世界の発展途上国42カ国から腎臓病診療に携わる医師や看護師などが一堂に会して、人的財政的な資源に限りのある状況で「CKDの早期発見早期治療をいかに実現するか」を討議する国際会議が、国際腎臓病ガイドライン機構KDIGOにより開催されました。

私はこのKDIGOのガイドライン普及のための委員会委員長をしていることから、この国際会議の主催者でもあります。こうした資源に限りのある地域でのCKD予防の成功の秘訣は、高血圧、糖尿病、CKDの生活習慣病3本柱を同時に行うことです。これは血圧測定、血糖値測定、尿アルブミン測定だけで簡単に行えます。そして治療は、塩分制限と糖分の制限、そして安価なACE阻害薬と経口糖尿病薬です。これだけでも多くの人が救われます。

ここではオールオアナッシングという考えは通用しません。それぞれを治療することが、お互いの治療にもなるのです。それを実行する人たちは、人数が極めて少ない医師ではなく、地域のボランティア保健師さんのような存在です。そしてここで活躍するのがスマホや携帯です。アフリカの低開発国でもスマホの普及はかなりのものです。これを通じて必要な情報を提供し、かつ患者のデータを集めて遠隔で医師が指示をすることが可能になっています。

現在、かなり専門的で正しい医療情報が無料でインターネットから得られるようになってきて、地域格差の是正に大きな力を発揮しています。ただし、この本の読者のみなさんがインターネットで情報を得る場合は、信頼のおけるサイトかを判断する必要はあります。

私が2000年に腎臓ネットを始めて、一般と医療従事者の双方に最新の腎臓病知識を発信するようになったころと比べて、その進歩と充実度は目を見張りますね。

腎臓ネットの紹介

腎臓ネットは、2000年に日本腎臓学会のエキスパート医師たちの協力を得て開設しました。そんなに昔ではないのですが、当時はまだ医療情報を一般の人に直接提供することに逡巡する医師もいた時代です。

当初から、提供する情報は一般向けと医療従事者向けに分けています。一般向けでは、難しい理屈は抜きにして、ほぼすべての腎臓病の分野に関する情報を「腎臓病のABC」と「腎臓病のQ&A」として提供しています。

トップ画面には、クレアチニン値、年齢、性別を入力するだけで推算GFRを計算する機能があり、「腎臓の働きを計算し、診断結果を見る」ことができます。それぞれのCKDステージでは、どのような治療が必要かを説明しています。また近所の腎臓専門医を見つけるための「腎臓専門医マップ」も掲載されています。

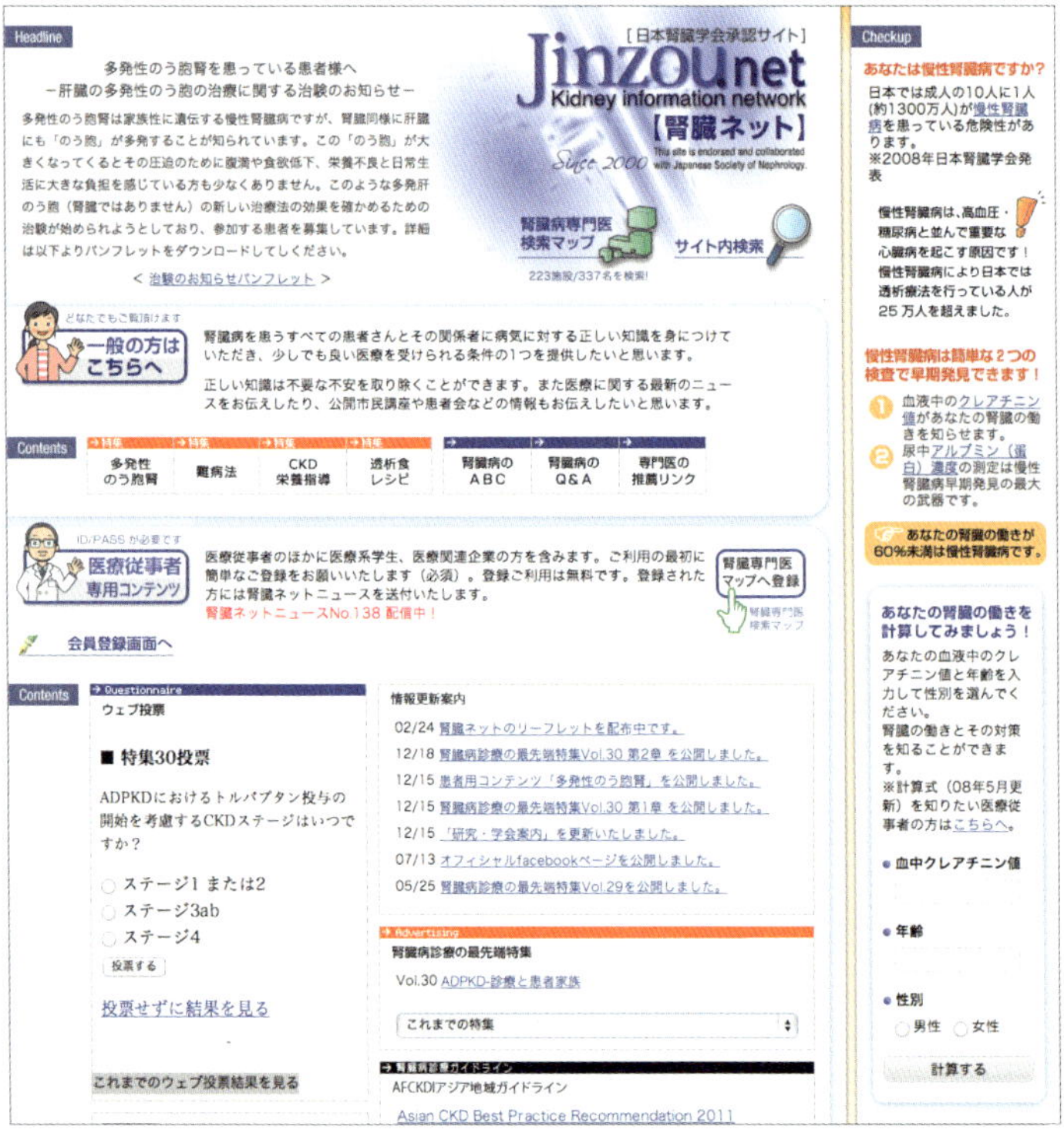

【腎臓ネット】https://jinzou.net/JinzouTop/home.html

執筆者略歴

塚本 雄介（つかもと ゆうすけ）
IMSグループ板橋中央総合病院副院長・腎臓内科部長
1976年北里大学医学部を卒業し5年間の内科臨床研修の後、米国ベイラー医科大学に4年間留学。1985年には透析患者に水道水やリン吸着薬が原因で毒性のあるアルミニウムが蓄積することを明らかにした研究で医学博士号取得。2000年に誰もが最新の腎臓病に関する知識を得られるように「腎臓ネット」を立ち上げる。2004年からKDIGOの国際ガイドラインを作成して世界の腎臓病患者の予後を改善する事業に共感して参加し、2006年米国腎臓財団から国際貢献賞を受賞。2007年に「アジアCKD対策フォーラム」を立ち上げ、アジア全体でCKD対策を推進する人的ネットワークを形成し、現在に至る。

●編集　木村泰子
●装丁　中村友和（ROVARIS）
●本文デザイン・DTP　森の印刷屋
●本文イラスト　岩井千鶴子

［しっかりわかる新しい医療］シリーズ
腎機能が低下したときにすぐ読む本

2017年 2月25日　初　版　第１刷発行

執筆者　塚本雄介《つかもとゆうすけ》
発行者　片岡　巌
発行所　株式会社技術評論社
東京都新宿区市谷左内町21-13
電話　03-3513-6150 販売促進部
03-3513-6176 書籍編集部
印刷／製本　日経印刷株式会社

定価はカバーに表示してあります。

ISBN978-4-7741-8690-0　C0047
Printed in Japan